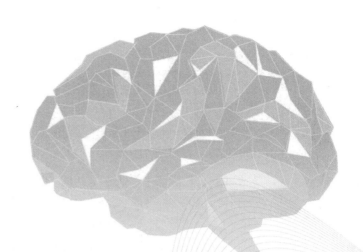

老年脑健康体检

神经心理量表操作指南

主　编　张占军

副主编　李　鹤　刘学伟　李　馨

编　者　（按姓氏笔画排序）

卫东锋　王　君　卢　朋　刘学伟

孙闰松　李　浩　李　鹤　李　馨

杨意如　汪　娜　张占军　张俊英

陈姚静

人民卫生出版社

图书在版编目（CIP）数据

老年脑健康体检　神经心理量表操作指南 / 张占军
主编 . —北京：人民卫生出版社，2020
ISBN 978-7-117-30103-9

Ⅰ.①老… Ⅱ.①张… Ⅲ.①老年病 —脑病 —评定量表 —指南②老年病 —神经心理 —评定量表 —指南　Ⅳ.①R742-62② B845.1-62

中国版本图书馆 CIP 数据核字（2020）第 099397 号

| 人卫智网 | www.ipmph.com | 医学教育、学术、考试、健康，购书智慧智能综合服务平台 |
| 人卫官网 | www.pmph.com | 人卫官方资讯发布平台 |

老年脑健康体检
神经心理量表操作指南

主　　编：张占军
出版发行：人民卫生出版社（中继线 010-59780011）
地　　址：北京市朝阳区潘家园南里 19 号
邮　　编：100021
E - mail：pmph @ pmph.com
购书热线：010-59787592　010-59787584　010-65264830
印　　刷：三河市潮河印业有限公司
经　　销：新华书店
开　　本：787×1092　1/16　　印张：10
字　　数：184 千字
版　　次：2020 年 7 月第 1 版　2020 年 7 月第 1 版第 1 次印刷
标准书号：ISBN 978-7-117-30103-9
定　　价：58.00 元
打击盗版举报电话：010-59787491　E-mail：WQ @ pmph.com
质量问题联系电话：010-59787234　E-mail：zhiliang @ pmph.com

序 一

"盖医之为道,所以续斯人之命,而与天地生生之德不可一朝泯也。"从医就是一种修道,心存救人的志向,修自己的德。"医,仁术也。仁人君子,必笃于情;笃于情,则视人犹己,问其所苦,自无不到之处。"医术自古被称为仁术,讲究待人和善,以诚相见,急人所急。

作为一名从事老年医学与老年脑健康研究的学者,我深知医者的一切作为直接关系到患者的健康生命,医德医风作为一种职业道德,不仅关系着患者的疾病与痛苦,也是医者的行为准则与规范。孙思邈说:"人命至重,有贵千金,一方济至,德逾于此""夫二仪之内,阴阳之中,唯人最贵"。我们医者要把人的生命看得高于一切,有高度的仁爱之心,极其重视人的生命健康,把挽救患者的生命、促进身心的健康作为医者的最高职责。

健康不仅仅是身体的健康,更是精神的健康、脑的健康。在医疗卫生水平日益现代化的今天,人们的预期寿命不断提高,生命质量有了质的提升。但应当看到的是,我国已成为老龄化的大国,庞大的老年人口数量对家庭和社会均提出了极大的挑战。老年人的健康问题日益凸显,诸如阿尔茨海默病、帕金森病等慢病不断侵扰老年人本应享受天伦之乐的晚年生活,严重影响他们的生活质量,不断蚕食着他们的生命。

认知障碍疾病的高发病率与严重危害,已受到全社会的关注。"中国脑计划"(脑科学与类脑科学研究计划)等政府支持的重大项目落地实施,围绕认知障碍疾病开展的科学研究不断深化,相关学科深度交叉融合,在临床、科研等专家、学者的共同努力下,取得了许多令人欣慰的成果。将防治痴呆等相关认知障碍疾病的关口前移已成为共识,在痴呆的早期阶段进行筛查与干预是最为有效的防治手段,这就对如何科学有效地开展脑健康的体检提出了新的要求。

北京师范大学"北京老年脑健康促进计划(Beijing Aging Brain Rejuvenation Initiative, BABRI)"团队多年来深入研究,积极探索,在大量的实践经验基础上,立足于中国国情,不断优化完善脑健康评估量表，研发出了可大规模开展脑健康体检的工具平台，很好地填补了目前该领域的空白。即将出版的《老年脑健康体检　神经心理量表操作指南》作为一本关于如何科学使用相关量表的指南，力求科学实用、条理清晰、叙述详尽、通俗易懂，具有很高的科研与临床价值，对于读者有着极大的裨益，这也将使本书具有经久的生命力。希望各位读者能够将其科学价值内化于心，以更加开放和创新的精神与姿态，为广大人民的生命健康谋福祉。

最后，以"杏林春暖济苍生"七字为此序结尾，与各位学者、医者共勉，以德修身、以诚养心、以本求新，方可为苍生立命，为往圣继绝学，为万世开太平。

中国工程院院士
中央文史研究馆馆员
中国中医科学院名誉院长
2020 年 5 月

序 二

古语云："夫孝,德之本也",自古以来,中国人就提倡孝老爱亲,倡导"老吾老以及人之老、幼吾幼以及人之幼"。我国已进入老龄化社会,让老年人老有所养、老有所依、老有所乐、老有所安,提升老年人群的获得感、幸福感和安全感,关系着社会的和谐与稳定。

中国老年人健康状况并不容乐观,2018 年我国人均健康预期寿命仅为 68.7 岁,老年人中患有一种以上慢性病的比例高达 75%,失能和部分失能人数超过 4 000 万,痴呆患者超过 1 000 万,预计到 2030 年将达到 1 811.6 万,这些居高不下的数据都说明老年人对健康服务的需求日益迫切。为满足这一需求,国家相继出台和实施了一系列重点关注老年人群的重要举措,大力发展老龄事业,保障和改善民生,促进老年人有尊严有质量生活,为提高国民幸福指数提供有力支撑。

与此同时,近年来我国精神疾病的患病率亦呈上升趋势,成人精神障碍的总体患病率约为 17%,抑郁症、焦虑障碍、老年痴呆等精神疾病均明显增加。其中焦虑障碍 12 个月患病率约为 5%,心境障碍(以抑郁症为主)的 12 个月患病率约为 4%,65 岁及以上老年期痴呆的终身患病率超过 5%。在我国,由精神疾病导致的疾病负担占非传染性疾病总负担的 13%,给社会和家庭带来了非常巨大的压力。因此,积极提升我国精神疾病的诊疗水平及服务效率,将新技术、新进展纳入精神科无疑是至关重要的一环,其中尤以神经心理测评的技术应用最为关键。

我们看到一大批孜孜不倦、不曾懈怠地致力于神经心理测评科研创新与普及推广的奠基人和开拓者,在此其中需要提到的便是由北京师范大学老年脑健康研究中心张占军教授及其团队于 2008 年发起的 BABRI——北京老年脑健康促进计划。十余年匠心耕耘,该计划取得了诸如揭示中国社区人群轻度认知障碍风险因素和保护因素的脑影像机制、建立中国人群认知老化常模、构建脑健康体检神经心理测评体系、搭建脑健康体检关键技术平台等等丰硕的科研应用成果,为夯实我国神经心理测评的工作基础做出了不容忽视的贡献。2019 年该计划的科研成果更是被纳入北京市政府公卫体系应用,率先在北京地区开展大范围的老年人脑健康测评,其面向人群规模之广泛、社会影响之深远,均是前所未有的。

可以说,BABRI 的积极探索与成功实践为构建适宜中国人群的老年期痴呆防控体系以及推动我国精神卫生事业发展提供了一条非常有益的典范性实施路径,这对于围绕民生谋发展,抑或是发展经济促民生,都有着十分积极的作用。依托 BABRI 的科研与实践基础而编写的这本《老年脑健康体检　神经心理量表操作指南》,已不仅仅是一本用于临床、科研的操作指南,它更是一本内在蕴含典范效应、值得在社会全面推广的重要学术著作。源头既清,波澜自阔。我相信,本指南的出版发行将会极大地促进我国在精神疾病防控方面临床与科研的发展,为我国的精神卫生事业提供有益助力。

"潮平两岸阔,风正一帆悬。"国家的精神卫生和老龄事业仍需吾辈怀揣坚定的信念,不忘初心,砥砺前行。希望本指南作为重要的一笔,为即将展开的我国卫生事业"十四五"规划书写关键篇章,献礼国家精神卫生和老龄事业。

中国科学院院士

北京大学精神卫生研究所所长

北京大学第六医院院长

2020 年 5 月

前　言

　　我国是世界老龄化态势表现尤为突出的国家,随着老年人口的不断增加,以痴呆为代表的老年疾病对我国的社会医疗保障体系造成了严峻的考验,其医疗及护理费用对社会和家庭造成了沉重的负担。因此,开展脑健康体检,及早发现、及早干预、及早治疗痴呆相关疾病就显得尤为关键,这不仅能够实现老年人口的健康老龄化,促进老龄资源再社会化,更能够截断痴呆疾病发展链条,实现医疗资源的优化配置。

　　近年来国家相继出台了一系列政策措施,重点关注老年人脑健康问题,例如 2019 年《国务院关于实施健康中国行动的意见》明确提出"到 2022 年和 2030 年,65 至 74 岁老年人失能发生率有所下降,65 岁及以上人群老年期痴呆患病率增速下降"。但是,目前针对脑健康疾病的筛查手段主要以磁共振成像、正电子发射计算机断层扫描、脑脊液检查等为主,存在筛查成本高、普及性差、大众接受度低等诸多弊端,不仅缺乏大规模开展脑疾病筛查的必要技术条件,而且尚无有效的脑健康体检实施方案,这些限制因素极大地影响了我国老年期痴呆防控体系的构建。

　　认知评估是构建老年期痴呆防控体系的前提与关键。随着社会人口结构和疾病发生谱的改变,人类健康所面临的非传染性慢性疾病的威胁正日益增加。很多慢性疾病例如常见的高血压、高脂血症、糖尿病、脑卒中等,不仅对老年人的身体健康产生不良影响,而且发展到最后都将影响大脑的功能,造成认知能力、日常生活能力衰退等症状,是脑健康与脑认知的重要影响因素。因此,认知评估不仅适合痴呆风险人群,而且能够为延缓慢性疾病患者认知障碍的发生、提升其脑健康水平提供重要的支持。

　　近几十年来,认知神经科学领域飞速发展,神经心理学评估量表积累了大量的实证研究成果。这些评估量表种类繁多,评估专业性强,如何选择针对性强的量表、如何系统全面地掌握各量表的操作规范、如何根据众多量表评分辅助定位定性诊断,是临床中亟须解决的实际问题。同时,当前无论是临床门诊,抑或是学术科研,均对可操作性强和易于普及的认知评估方法有着极大的需求。因此，整理一套简捷科学、客观量化的评估量表操作指南便有了其紧迫性和必要性。

北京师范大学老年脑健康研究中心基于长达十年的理论体系构建和应用技术研发，建立了老年认知障碍评估的关键技术指标和标准化参考体系，在前期深入社区开展老年人认知评估、实施北京市老年人脑健康体检(痴呆风险筛查)政府项目等的实践基础上，不断优化完善老年认知障碍评估系统，选用多个常用及自主研发的量表组合成系统完整的 BABRI 脑健康体检的神经心理测评体系。相较于传统量表筛查，这套体系能够覆盖更多老年人群，且更适合大规模推广应用。同时，该测评体系能够满足医院门诊、临床筛查、学术研究等综合场景的使用需求，不仅广泛适用于神经、精神领域，也可为内分泌、心脑血管等常见慢病以及中医脑病等不同学科提供重要的应用支撑。

本指南囊括了三十余种常用于认知状态评估的神经心理量表以及北京师范大学老年脑健康研究中心创新改编的量表，涵盖了神经认知、精神情绪、生活功能、中医证候等诸多领域，并详细介绍了各量表的背景信息、操作指南和评分方法等，内容丰富，综合性强。我们期望此指南蕴藏的价值能够对各位读者有所助益，为我国老年期痴呆防控体系的构建贡献一份力量。

书稿已成，凝聚了诸多专家学者的心血、汗水和智慧，尚存不足之处还请各位读者提出宝贵意见。推动老年脑健康体检惠及更多老年人，为他们的生活与生命质量谋求保障，道阻且长，望所有志士同仁协同努力。正所谓"胸中有丘壑，立马振山河"，唯有心存坚定的信念与崇高的理想，以提升人民健康水平为己任，以民生重大需求为根本，奋勇争先，方能不辱使命。

张占军

2020 年 5 月

目　录

第一章

概　论

第一节 | 老年脑健康体检的意义

根据国家统计局发布的《2019 年国民经济和社会发展统计公报》,截至 2019 年底,我国 60 周岁及以上老年人口接近 2.54 亿,占总人口的 18.1%;其中 65 周岁及以上人口达 1.76 亿,占总人口的 12.6%。国家经济发展、社会劳动力结构、家庭代际关系都面临着来自老龄化的深刻影响,"未富先老"的老龄化特征给社会和家庭带来了前所未有的挑战。

脑健康是个人实现积极老龄化的前提,然而随着人类社会的发展及人类预期寿命的延长,社会老龄化的现象日益加重,老年期痴呆(包括阿尔茨海默病、血管性痴呆及其他痴呆)及与之相关的老年增龄性认知功能障碍、轻度认知障碍,这类与衰老退化有关的疾病的患病率亦逐年增高。

常见的老年期认知障碍主要有轻度认知障碍和痴呆两类,学术界普遍认为前者是后者的前驱阶段。轻度认知障碍(mild cognitive impairment,MCI)是从认知正常到痴呆发病之间经历的一个中间过程,在这个阶段中患者表现有轻度认知损伤,但并不影响其日常生活能力,损伤情况尚未达到痴呆诊断标准。MCI 在病理上一般表现出随时间推移的渐进性,患者可能表现出认知功能和日常生活能力的逐渐下降,越来越需依赖他人照料,并最终转化为痴呆患者。痴呆(dementia)是认知功能障碍的严重阶段,与 MCI 的区别是痴呆已经明显影响到了个体的社会功能和日常生活,患者的认知功能损害可能涉及记忆、学习、定向、理解、判断、计算、语言、视空间感知、分析和解决问题等能力,在病程某一阶段常伴有精神、行为和人格异常。

阿尔茨海默病(Alzheimer's disease,AD)是老年期最常见的神经退行性疾病之一,也是痴呆中发病率最高的类型。我国 AD 发病率约为 6.25‰,是世界上 AD 患病人口最多、增长速度最快的地区,65 岁以上老年人 AD 发病率约为 3.21%,其中高龄、女性、受教育程度低、农村地区的 AD 患病率更高。

值得一提的是,老年期痴呆疾病并没有引起公众足够的重视。47% 的看护者认为痴呆是老年人自然衰老的过程,我国目前轻度认知障碍患者的就诊率仅为 14%,中度痴呆患者就诊率为 25%,重度痴呆患者就诊率为 34%。这说明公众对痴呆的认识和防治仍处于一个非常低的水平,且其他社区慢病对脑健康的危害也没有引起全社会的重视。脑健康体检的主要内容是对目标人群进行神经心理评估,可以筛查出 MCI 患者,再结合后续的有效干预,可以大大降低 MCI 转化为痴呆的概率;而针对脑认知功能下降并处于 MCI 早期的老年人,积极采取脑保护和健康促进的措施,对减轻社会经济负担及医疗费用、应对老龄化社会的问题以及整个社会的健康发展具有重要意义。

北京师范大学认知神经科学与学习国家重点实验室、老年脑健康研究中心组织多家临床医院对 55 岁以上的社区老年人群进行脑健康体检,发现 MCI 发病率为 15.7%;首都医科大学宣武医院、复旦大学附属华山医院等其他研究机构的大样本调查发现,65 岁以上老年人群的 MCI 发病率大约为 20%,这表明 MCI 具有高发病率,特别是在农村地区这一发病比例更高(约为 25%)。MCI 是 AD 发病的高风险期,也是减缓 AD 发病、干预疾病进展的黄金时间段,然而老年人在此阶段知晓率和就诊率都较低,多数老年人都把记忆力减退、执行能力降低等认知功能障碍视为正常生理衰退的自然现象。老年脑健康体检能够及早筛查出痴呆风险人群,这不仅有利于推动老年期痴呆的早期预防和干预,实现健康老龄化和积极老龄化,还有利于提高疾病知晓率和早期就诊率,减少患病人数,从而节约医疗卫生成本,为社会带来极大的经济效益。

第二节 | 老年脑健康体检在全国范围推广的瓶颈

MCI 是从认知正常到痴呆发病所经历的一个中间状态,是 AD 早期诊断的黄金时间窗口。对于 MCI 状态和潜在风险的及时诊断不仅可以更早地实施干预、提升疗效,还可以更有针对性地管理 AD 高风险人群。在大量风险人群尚未得到明确诊断的背景下,在全国范围内开展 MCI 风险普适性筛查和老年脑健康体检的意义重大。

基层社区、记忆门诊和社会养老机构等直接面向老年人群的医疗及养老服务单位是进行脑健康体检和 MCI 早期筛查的重要平台。目前高效便捷的早期体检方案的欠缺导致脑健康体检无法普及,MCI 检出率较低,阻碍了国内认知障碍早期诊断和干预工作。具体来说,在将神经心理测验用于中国老年人群的脑健康体检和认知障碍的早期识别时,仍然面临着以下几方面的阻碍。

第一,目前国内 MCI 筛查多采用成套神经心理学量表纸笔测验的形式,施测时间长、需专业人员统一施测和评分、测评结果受文化程度影响大、测评材料管理不便等缺点导致其不宜作为普适性快速筛查工具,极大限制了其推广应用。

第二,MCI 筛查和脑健康评估涉及多维度、多变量的复杂数据,若对每位老年人进行全面的测评,不仅耗时长,而且易造成老年人的疲劳倦怠,造成结果偏差。因此,需要与人工智能技术、大样本的基础脑健康数据库结合,对数据进行自动化智能解析,提炼出关键测验指标,并建立科学精准、操作简便、省时经济同时能够深入家庭和社区的测评方案。

第三,国际上的主流测验都是基于西方人口编制的。由于社会文化、种族等诸多差异,将这些测验直接应用于中国老年人群时,评估结果会产生较大偏差。因此,研发具有全国范围各年龄阶段认知标准常模的测评工具,有助于神经心理测评在全国的普及。

第四,中国老年人口在乡镇地区有很大的分布比率,其中受教育水平较低的老年人口占有相当比重。这种情况在"老少边穷"地区尤其突出。但是,现有测验大都只适用于有一定受教育程度的老年人群,因而无法覆盖我国的大部分老年人口。

基于上述问题,若脑健康体检在全国范围内推广,则开发的体检工具需要满足以下三个方面:①电子化评估系统,节约测评时间与后续数据管理的人力物力;②设计具有针对性的、高效的评估方案,可根据受测老年人的情况选择不同的测评方案,提高测评效率与可推广范围;③建立中国老年人群的认知老化常模,为体检结果提供可靠的参照标准,为快速定位老年人的脑健康水平提供重要依据。及早开发适用于中国国情的脑健康体检工具,积极推动脑健康体检在全国范围内的开展,对于提升我国老年人群脑健康水平和预防老年期痴呆的发生有着重要的积极作用。

第二章

北京老年脑健康促进计划

随着人口老龄化的日趋严重,认知障碍、老年期痴呆等疾病给社会和家庭带来了巨大危害。聚焦于痴呆早期防控主题,以认知老化为切入点,以早期筛查诊断、老化风险保护因素调控等为核心目标,2008 年北京师范大学认知神经科学与学习国家重点实验室与老年脑健康研究中心正式启动了"北京老年脑健康促进计划(Beijing Aging Brain Rejuvenation Initiative,BABRI)"社区临床队列研究。

第一节 | 北京老年脑健康促进计划概述

一、计划背景

我国是世界上老龄人口最多的国家,同时也是痴呆患者最多的国家,痴呆防控形势严峻。尽管早期预防是全球公认的最为有效的防治手段,但由于我国相关研究起步较晚,认知老化与脑老化研究体量较国外有较大差距,一手数据不足,更缺少针对中国人群的认知老化与脑老化数据库,因而难以建立起可推广的多层次痴呆防控体系。

随着国家将痴呆防治纳入国家公共卫生战略问题,痴呆防控体系的建立已刻不容缓。需要认识到,痴呆防治是一项系统工程,不仅需要基础和临床多个学科的通力合作,更需要"家庭 - 社区 - 医院"的多层次协调互补,既要致力于解决患者的治疗与护理问题,也应着力于高风险人群的准确筛查、风险调控与早期干预。聚焦于痴呆早期防控的主题,以认知老化与脑老化为切入点,以早期筛查诊断、老化风险保护因素调控等为核心目标,北京师范大学王永炎院士、董奇教授、张占军教授共同倡议,在 2008 年由北京师范大学认知神经科学与学习国家重点实验室张占军教授正式启动 BABRI 社区临床队列研究,计划在 20 年内建设覆盖 10 000 名社区老年样本、积累 5 000 例多模态神经影像数据的本土化认知老化与 AD 患者数据库。BABRI 采用加速追踪研究设计(accelerated longitudinal design,ALD),以北京城区 50 岁及以上社区老年人群为主要研究对象,通过对一系列生理心理社会指标的不断追踪,运用多种统计分析方法和数学模型,对正常老化和病理老化的各种轨迹进行刻画。

二、计划目标

BABRI 旨在针对老年认知障碍的不同阶段寻找敏感有效的标记物,从而进行有效的预防和干预,促进老年认知健康。通过对社区老年人长达 20 年的追踪调查,分析其认知能力、脑影像、体质证候、生活方式等一系列生理心理社会指标,最终实现以下主要研究目标:①揭示认知老化的基本规律与风险保护因素,阐明其脑结构与功能基础;②形成适用于中国老年人群的、基于社区的认知障碍早期筛查工具与标准;③建立服务于临床科学研究和公共卫生工作的多维数据库与平台;④探索能够适用于认知障碍与痴呆的早期干预方法与替代性治疗手段。

以关照国人大脑毕生健康与发展为主要社会目标,BABRI 已成为国家重大科技项目"脑科学与类脑研究"的一部分,是"一体(认识脑)两翼(保护脑、模拟脑)"研究计划中"保护脑"方面的重要研究力量。BABRI 在实施过程中,加入了脑毕生发展研究部分,它帮助研究者们以共有规律为参考,充分考虑疾病因素和各种个体社会因素,将"疾病脑""老化脑"以及"社会脑"有机结合在一起,有利于解决诸多脑健康重大科学问题;覆盖了出生孩童、社会成年人和耄耋老人的人类生命全程,让人类有能力在生命各个阶段享受到健康大脑带给我们的智慧与幸福。

三、实施方案与展望

为了实现对认知老化与认知障碍发展过程的全面评估,此计划需要进行人口学信息、行为、认知、情绪、脑影像、生化、遗传等多维度的数据采集与评估工作。其中,人口学信息包含年龄、性别、社会经济地位等人口统计学信息以及家族遗传疾病情况、常见疾病史等功能病史资料。行为测查包含闲暇活动、饮食、生活作息等生活方式信息。认知测查涵盖了总体认知能力、记忆能力、言语能力、视空间能力、加工速度、执行功能等领域的神经心理学测评,具体评测工具包括简易精神状态检查量表、蒙特利尔认知评估量表、听觉词语学习测验、复杂图形测验、数字广度测验、词语流畅性测验、波士顿命名测验、画钟测验、符号数字转换测验、连线测验和 Stroop 色词测验。情绪情感测查主要是针对抑郁和孤独感的测评,具体评测工具包括老年抑郁量表和孤独感量表。脑部磁共振扫描包括 T_1 加权结构像、静息态功能像和弥散张量成像 3 种模态的影像学数据。生化与遗传学检查主要包含 AD 高危基因筛查,如载脂蛋白 E(apolipoprotein E,ApoE)、神经元分拣蛋白相关受体 L1(neuronal sortilin-related receptor,SORL1)、磷脂酰肌醇结合网格蛋白组装蛋白(phosphatidylinositol binding clathrin assembly protein,PICALM)等,以及血常规、糖化血红蛋白、同型半胱氨酸与提取外泌体内 β 淀粉样蛋白和 tau 蛋白等。

BABRI 于 2008 年 9 月起正式在北京市海淀区、东城区与朝阳区的多家社区展开。首轮样本入组工作于 2010 年 12 月结束,共纳入 50 岁及以上社区老年居民 1 178 人;首批样本的三轮随访分别于 2011 年 9 月、2014 年 9 月、2017 年 9 月启动,其间新入组样本依据项目实施方案设定随访时间点。目前,BABRI 数据库入组样本近万人,磁共振扫描和血液样本数千例。自 2008 年项目启动至 2017 年 12 月,BABRI 在北京城区内共启动 18 家社区基地,同时与青岛、包头、兰州、西宁等地的三甲医院确立合作关系,于 2017 年起参照 BABRI 北京地区的实验设计与实施方案,正式推动全国范围内的认知老化与脑老化多中心研究工作。

对老年群体的认知和脑健康状态的评估需依据认知老化常模给定评估结论。基于大样本队列研究数据库,BABRI 团队建立了中国人群认知老化常模,为更准确地评估老年人的认知表现、确定认知正常老化和病理老化的界限提供参考标准,从而在评估系统中给出被试属于认知正常、认知下降或认知损伤的结论。据 BABRI 认知老化常模,我国老年人群 MCI 患病率为 15.7%,其中单领域遗忘型 MCI(aMCI-s)、多领域遗忘型 MCI(aMCI-m)和非遗忘型 MCI(naMCI)的患病率分别为 6.4%、3.7% 和 5.6%。同样依据大样本队列研究数据库,优化选取了对判别认知状态最有效的测验组合。

BABRI 脑健康评估体系的推出,依托于 BABRI 十余年来悉心建设的大规模纵向数据库。丰富多维的数据为常模的建立、预测模型的演算、最优评估指标的提取等工作提供了基础分析材料;队列建设期间对老年群体进行认知评估的经验为脑健康评估系统的科学规划、推广应用奠定了坚实基础;BABRI 诸多协作组在队列建设期间的精诚合作有助于进一步掌握全国各地老年群体认知状况,并将脑健康评估系统优化为良好的临床诊断辅助系统,从而推动老年医疗健康资源的优化配置,服务于老年疾病早期防控、提升老年健康水平的目的。据此,建议老年健康评估及照护体系的研发应立足于扎实的前期调研、翔实的基础数据和丰富的评估照护经验,进而实现体系的优化、整合与提升。

经过十年的不懈努力,BABRI 逐渐成长为一个初具规模的队列研究。项目实施至今,在建立的中国人群认知老化常模基础上,构建了适用于基层医院和社区使用的记忆门诊以及老年期痴呆分级分层的风险筛查体系,提出了适用于中国国情的“北京方案”;揭示了轻度认知障碍的发生率及其影响因素,并全面阐释了轻度认知障碍及其高危因素脑损伤的影像特征,为认知障碍早期预警提供了较为可靠的神经影像学指标。尤为重要的是,初步建成了首个以中国人群为核心,集神经心理、多模态神经影像、人口信息、生活指数等多维度的综合大样本数据库,有助于为研究我国人群认知老化规律与老年期痴呆的早期筛查和预警提供重要支撑。十年风雨兼程,BABRI 在众多学者、专家、医务人员的努力下,取得了一些成果,但其面对的阻碍、需要攻坚的难题仍然很多。我们知道,AD 相关的病理异常可在临床症状发生的数十年前就出现,寻找可靠、易检、有效的生物标志物是疾病早预防、早发现、早治疗的关键,需要大型前瞻性队列研究作为支持。而如此大规模纵向数据库的建设,势必需要长时间、高投入的积累,这牵扯到国家政策、资金扶持、社会关注、时间投入等方方面面的配合。

路漫漫其修远兮,老年脑健康研究计划必然要走一条长期高投入、组织计划严密和执行高效的长远之路。BABRI 的推进仍然需要国家层面的战略部署和大力支持,需要全国各个单位的密切合作和统一实施,还需要一个坚持不懈、踏实肯干并能不断薪火相传的优秀科研团队。这样才能成就这一工程,真正地实现一个让所有国人值得欣慰的梦想——"优雅地老去"。

第二节 ｜ 北京老年脑健康评估体系

随着全球老龄化趋势逐步严峻,对广大老年群体提供认知和脑健康评估及诊疗服务是各个国家亟待解决的社会性问题之一。世界卫生组织(World Health Organization,WHO)制定了《关于老龄化与健康的全球报告》("World report on ageing and health"),作为应对老化相关公共卫生问题的指导纲要。基于本纲要,WHO 最新提出了《老年人综合照护指南》("Integrated Care for Older People",简称 ICOPE),旨在鼓励各国各地区建立和发展有助于老年人维持各方面能力的健康评估和援助体系,开发相关辅助系统和设备,从而积极应对老龄化带来的消极影响。ICOPE 方案指出,老年评估和诊疗服务要着重面向基层社区老人,关注老人认知、心理、体能等多方面能力的变化,最大程度地确保服务的科学性和实用性。

在以上述报告和方案为代表的全球性文件的指导下,结合国内老龄化现状和老龄健康服务发展情况,BABRI 创设了老年脑健康评估体系。该体系的建立依托于 BABRI 十余年大型队列研究累积的数据基础和研究经验,基于队列数据刻画的中国老年人群认知老化常模和认知评估最优化指标为评估体系的建立创设了必要条件。BABRI 老年脑健康评估体系借助"北京市老年脑健康体检(痴呆风险筛查)项目"实施契机,得到了在北京市城六区为近十万老年人提供脑健康服务的实践机会。通过总结实践过程中的科学研发、人员培训、科普宣传、评估服务等多方面的经验,形成了社区老年脑健康体检与痴呆风险筛查体系的"北京方案",为国内其他省市开展老年脑健康相关公共卫生服务提供重要参考。借助 BABRI 老年脑健康评估体系的建设经验,为老年脑健康评估和老龄健康照护工作提供有效建议。

一、BABRI 老年脑健康评估体系的策略和技术

目前,我国老年期痴呆防控尚未形成高效有序的联动体系,老年期认知障碍和脑健康相关知识尚未普及、脑健康相关产业发展尚处于起步阶段。在国外,痴呆风险筛查已采用信息化、智能化的认知测评工具为老年人提供个性化认知测评方案,强化对痴呆风险人群的长期追踪与综合管理,适用于医院、社区、养老机构和居家等不同场景,并提供有针对性的认知训练服务。借鉴国际先进经验、结合本土脑健康产业发展需求,BABRI老年脑健康评估体系制定了下列有效策略并具备了相应的关键技术。

1. 脑健康体检技术工具的开发　本土化的脑健康体检(痴呆风险筛查)平台,包括基础筛查和专项筛查。基础筛查用时6分钟,包含由临床应用最广泛的简易精神状态检查量表改编而来的认知快速测评(Mini-MMSE)及项目实施负责单位自主研发、能够反映与痴呆及相关认知障碍核心认知表现及脑特征的BABRI记忆快速测评(BABRI-EMT)。基础筛查结果可将体检者区分为认知正常人群和MCI风险人群,后者将进入专项筛查。专项筛查用时6~10分钟,包含痴呆患者受损严重的执行功能、加工速度、工作记忆、视空间能力、言语能力五大领域的经典认知测评,参考体检者的认知主诉情况为其推送专项筛查方案,最终根据测评结果评定体检者是否为痴呆风险人群。

2. 分级筛查体系　基于所研发的脑健康体检平台,进一步确立了老年期痴呆风险筛查的分级递进式筛查方案,即根据不同认知状态人群的特点针对性开展,以期最大程度节约筛查所用时间、提高体检效率。参与筛查的体检者根据体检表现将被划分为认知正常人群、MCI风险人群、痴呆风险人群三类,均可获得个体化的体检报告。痴呆风险人群作为重点关注对象,该体系会结合体检者的个人意愿推荐其进行进一步的检查和干预。

3. 多元化的针对性训练方案　认知康复训练被证实对老年人认知能力的维持有积极作用,针对受损领域进行靶向训练以及根据老年人自身认知水平的自适应训练可以取得更好的效果。痴呆风险筛查系统可根据体检者各领域的认知能力表现提供个性化的认知康复训练方案,涵盖感知觉、注意力、加工速度、记忆力、执行功能、语言、逻辑推理等多项认知领域,根据体检者的训练成绩自动调节训练难度,达到认知干预效果。

4. 建立就医通道协作模式　BABRI团队通过长年以来与首都医科大学附属北京天坛医院、首都医科大学宣武医院、中日友好医院、北京中医药大学东直门医院、中国人民解放军总医院第一医学中心等医疗单位的合作,建立了老年期痴呆筛查、预警协作关系,开辟了针对所筛查出的痴呆风险人群的绿色就医通道。为痴呆风险人群提供应急预案

和导诊服务,推荐其去医院做进一步诊疗,可以优化配置公共卫生资源,提高痴呆检出率和治疗率。

5. 脑健康人才培训 依据体检过程中服务人员的职能,BABRI 团队制定了一套完整的岗前培训计划,包括培训内容、培训大纲、考核方式等,并提供形式多样、全面标准的参考资料,从而可以对服务人员开展针对性培训。以授课形式向其介绍脑健康体检基本科学原理、平台测评具体内容、平台操作使用流程、痴呆相关疾病干预手段等,为脑健康体检方案的实施提供具有专业素质、配合紧密、协同高效的人员保障;并已经培训出一批具备专业知识技能、熟悉平台使用、具有基层测评经验的专业团队作为相关管理人才的储备团队。

6. 脑健康知识普及 脑健康知识普及要素在于开展与体检并行的脑健康科普教育活动,将脑健康体检与老年居民的日常生活紧密结合,帮助老年居民提升积极应对老龄化的意识和能力。BABRI 老年脑健康评估体系在实践过程中开展了多种形式的健康科普教育工作,研发出受众广泛的多种配套科普材料,从痴呆相关疾病、生活调摄方式、认知训练意义等多角度向老年人群传播主动脑健康观念。主要的科普教育途径包括:印发脑健康相关宣传册、绘本、科普书籍等;在社区举办系列科普讲座活动;依托现有"全民爱脑"微信公众号,向老年人群推送脑健康科普知识;开展网络视频直播与线上互动等。这些科普教育活动均取得了良好成效。

总之,痴呆风险筛查的技术瓶颈突破为我国老年期痴呆风险筛查与防控工作体系建设提供了有力支撑;专业团队培训与人群健康科普工作的开展为未来全国范围内脑健康工作的大规模普及推广奠定了良好的工作基础。

二、BABRI 老年脑健康评估体系的实践经验

为了积极防控痴呆、提升北京市老年居民脑健康水平,在北京市卫生健康委员会的领导下,北京市自 2019 年 5 月开始实施脑健康体检(痴呆风险筛查)项目。由北京师范大学认知神经科学与学习国家重点实验室组织统筹,联合北京市城六区(东城区、西城区、朝阳区、海淀区、丰台区、石景山区)基层卫生服务机构开展这一以实施老年脑健康分级筛查为核心,集脑健康科普教育、脑健康管理人才专业培训、痴呆风险人群就医推荐、老龄生活指导和认知康复训练等工作为一体的大型基层服务项目。项目筛查对象覆盖城六区 9.6 万老年人口,旨在筛查出老年期痴呆风险人群并为其提供早期干预建议、优化配置医疗资源,进而提升老年群体认知状态、节约医护养老成本、促进老龄资源再社会化,积极应对"银发浪潮"。具体实施方案见图 2-1。

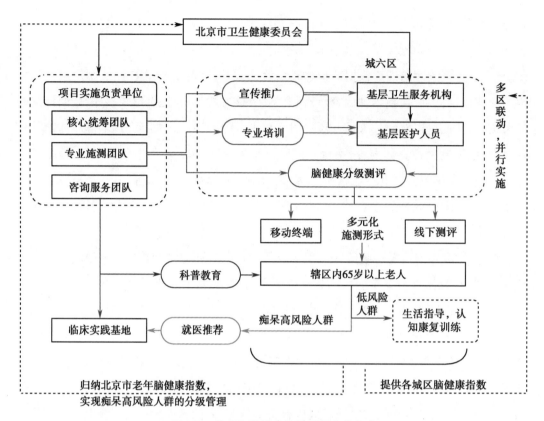

图 2-1　北京市脑健康体检项目实施方案

项目牵头单位北京师范大学认知神经科学与学习国家重点实验室针对来自北京城六区 153 个社区卫生服务中心(站)的 600 余名项目工作人员依据不同职能分工,开展了针对性、规范化的培训。同时,在体检工作进行期间,在社区卫生服务中心(站)广泛开展多次强化培训,解答工作人员在实际操作过程中的疑问,建立起了一支由社区卫生服务机构的医务工作人员、社区家庭医生、脑健康体检测评人员、专业咨询顾问、志愿者等构成且熟练掌握脑健康体检(痴呆风险筛查)应用平台操作方法和使用规范的工作队伍,为脑健康体检工作顺利实施提供了保障,也为未来大规模实施脑健康体检工作提供了重要的人员配置及培训模式参考。北京市脑健康体检(痴呆风险筛查)项目的实施推进是构建我国老年期痴呆防控体系非常有益的探索,提供了诸多宝贵经验与启示。截至 2019 年 8 月 16 日,脑健康体检项目共计体检 62 884 人,已完成项目目标任务量的 65%。在已经接受筛查的过半老年人中,接近 40% 的老年人群需要接受专业评估与干预;而在接受筛查之前,这些老年人绝大多数对于自己的认知水平缺乏客观认识。因此,在全国范围内尽快开展脑健康体检刻不容缓。

筛查所得到的体检者多领域认知状态、主诉认知情况、慢病史、生活方式等信息,可基于 BABRI 老年脑健康社区临床队列数据库结合 MCI 临床诊断标准,采用典型判别 MCI 风险计算脑健康体检(痴呆风险筛查)中采集的信息赋予权重系数,然后加权平均得到综合指数,即脑健康指数。通过该指数厘清参与体检的老年人群的认知与脑健康状况,发现风险人群分布特点和痴呆相关风险因素,形成调研报告。脑健康指数未来可被老龄工作相关领域充分应用:金融保险行业可用其对老年人脑健康状态进行评估分级,科研领域开展痴呆风险相关研究时可用其准确纳入受试人群,社会养老机构可用其对风险老年人开展认知康复训练等干预措施等。北京市脑健康体检(痴呆风险筛查)项目为老年脑健康体检体系在全国范围内推广提供了有益探索和重要经验。

在管理机制方面,北京市脑健康体检(痴呆风险筛查)项目探索出一条由项目管理方、技术支持方以及项目实施方构成的三位一体的联动管理机制,确保了项目高效稳步地实施。项目管理方为北京市卫生健康委员会,负责组织实施项目工作,制定工作方案,提出工作目标和要求,对项目的落实开展情况进行监督指导,定期开展工作效果评估,保障各项服务工作的有效落实。技术支持方为北京师范大学,负责提供脑健康体检(痴呆风险筛查)平台,脑健康体检科普宣传资料、人员培训、认知测评等服务;对参加脑健康体检的老年人群开展脑健康管理,包括搭建数据库,提供脑健康针对性生活指导、脑健康训练专业化方法、就医建议等。各基层卫生服务机构作为项目实施方,采用多种服务举措开展脑健康体检、脑健康科普教育宣传等工作,通过多种途径,引导老年居民积极参加该项脑健康筛查,提高社区老年人的脑健康保护意识和脑健康体检(痴呆风险筛查)的依从性,扩展社区老年人脑健康体检服务的参与人群。这一分工合理、联动综合的管理机制可供未来工作参考借鉴。

第三节 | 北京老年期痴呆防控体系的构建

一、老年脑健康体检"北京方案"

北京市老年人脑健康体检(痴呆风险筛查)项目旨在通过结合老年期痴呆早期发现、及时防治的主动健康管理理念,建立社区痴呆及轻度认知障碍综合防控系统,提升北京市老年群体脑健康水平,同时也为政府在全国老年期痴呆疾病领域的科学决策提供数据及技术支持。

老龄化带来的严峻挑战在于老年疾病患病率和老龄照护成本急剧攀升,其中老年期痴呆危害巨大、治愈困难,其早期防控受到世界各国的高度重视,实现老年期痴呆防控是BABRI 老年脑健康评估体系的主要目标。健康中国行动推进委员会在 2019 年 7 月 9 日发布的《健康中国行动(2019—2030 年)》明确指出,我国 65 岁及以上人群老年期痴呆患病率为 5.56%,并将"65 岁及以上人群老年期痴呆患病率增速下降"列为行动目标,提出要引导老年人掌握正确的健康知识和理念,掌握自我保健和促进健康的基本技能,提倡老年人参加定期体检,鼓励和支持为老年人组织开展健康活动。BABRI 老年脑健康评估体系在研发和实践过程中积累了诸多经验,这一"北京方案"可为构建全国老年期痴呆防控体系提供有效建议。

二、构建老年期痴呆防控体系的路径

对老年人进行脑健康体检测查可发现:①老年人的各项认知功能随着年龄的增长而逐渐衰退;②教育程度对认知能力的影响有着普遍的、积极的作用,受教育程度高的老年人其各项认知能力得到更好的维持;③退休后有工作的老年人在注意、记忆和语言方面的认知能力要好于无工作的老年人;④收入水平对老年人的视空间、注意和语言方面的认知能力产生正面的影响;⑤有着良好休闲方式,如较多地参加智力、体力和社交活动的老年人的注意和记忆能力更好;⑥营养均衡、饮食习惯良好也会对老年人的记忆和语言能力产生积极影响;⑦如果老年人患有高血压、脑血管病、糖尿病等社区慢病,那么他们的认知能力要普遍低于未患病者。通过老年脑健康体检收集到的大量数据,无疑将对脑健康保护方案的制定起到至关重要的作用。

基于北京市老年人脑健康体检(痴呆风险筛查)项目的实施、依托 BABRI 工作组十余年的研究成果,可以形成具有中国特色的、以社区为中心、专科医院和养老机构联动的痴呆风险早期分级筛查 - 干预 - 分流诊疗体系,以及全民健康教育与专业团队培养有机结合的老年期痴呆综合防控路径。

制定相应的老年期痴呆疾病防控总体策略,需依托具备前期工作基础、工作经验与资质的单位组建工作团队,策划顶层工作方案,培训专业工作人员,同时以社区为工作重心,协同推进全员健康教育、脑健康体检培训、65 岁及以上老年人痴呆风险分级筛查工作。对于筛查出的痴呆风险人群予以多元化专业干预,包括 MCI 风险人群给予个性化分层级的脑健康生活方式指导、针对性的脑健康训练推荐、必要时推荐深度专科测查、同时进行随访和其他生活方式干预,以延缓其痴呆发展进程,提高其对疾病和自身健康状况的知晓程度。对于筛查出的痴呆风险人群,甚至已经进入痴呆阶段的人群,推荐其进入平台提供的综合/专科医院诊疗绿色通道,由神经科医生进行全面测评、综合诊疗,同时亦提供健康教育、脑健康训练及随访服务,尽早开展干预,提高其生活质量,控制疾病恶化。具体老年期痴呆风险防控路径见图2-2。

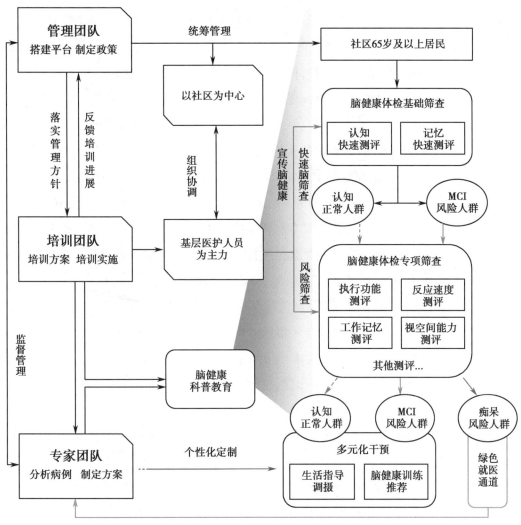

图 2-2　老年期痴呆防控路径

三、构建老年期痴呆防控体系的意义

1. 构建老年期痴呆防控体系的社会经济效益

(1)节约医疗卫生经济成本,服务国家民生保障。"关口前移"是老年期痴呆疾病防控的核心策略,也是脑健康体检(痴呆风险筛查)体系的主要工作目标。早期痴呆及痴呆风险人群的知晓率低,就诊率不足 4‰,及时发现这些患者并早期干预,将可减少约 1/3 患数,从而节约巨额医疗经济资源。根据北京师范大学在北京市开展的万人调研显示,北京市 55 岁以上老年人患有 MCI 的占比为 15.7%,以此估计全市目前约有 35.4 万 MCI 患者。在未经干预和治疗的情况下,这些患者在 5 年内将有超过 50% 的人群进展为临床痴呆症(约 17.7 万)。根据 2016 年阿尔茨海默病协会国际会议(AAIC)报告显示,中国痴呆患者每人每年护理花费达 13.2 万元人民币。因此,若能够通过早期干预延缓 MCI 患者进展为 AD,理论上 5 年后将为北京市节约医护成本 233.6 亿元,若能够在全国范围内开展脑健康体检,筛查出痴呆风险人群,将会为社会带来极大的经济效益。

(2)促进老龄资源再社会化,释放老年人口红利。人口老龄化带来了巨大压力,截至 2017 年,据统计我国有各类老年福利机构 15.5 万个,养老床位 744.8 万张,仅占 60 岁以上老年人口的 3.1%,低于发达国家的比例(5%~7%)。随着社会进步和经济发展,特别是人口老龄化、农村城镇化、家庭小型化发展趋势,广大人民对于养老服务的需求将会日益增高,现有的养老设施总量将很难满足人们日益增长的养老需求。目前我国约有 4 000 万失能或部分失能的老年人,也就是需要专业的护理和照顾的老年人,一般老年人与护理员比例为 3∶1,根据此比例全国最少需有养老护理员 1 300 万名。而目前全国老年福利机构的职工约 22 万人,其中仅 2 万人取得了养老护理职业资格,与几千万失能老年人的需求相差甚远。同时,护理服务人员队伍还存在整体素质偏低等诸多问题,服务质量、专业水平、业务能力等都难以满足老年人群的护理需求。面对这种严峻形势,通过早期发现、早期干预,可减少 1/3 AD 患病人数,还可积极鼓励老年人再社会化,增强老年人保障能力,同时释放老年人口红利,进一步促进社会经济健康发展,实现健康老龄化、积极老龄化。

(3)推进国家养老产业发展,培育经济新动能。做到"老有所养、老有所医、老有所教、老有所学、老有所为、老有所乐",是促进和谐社会稳定发展的重要因素。老年人认知功能得到保护,提高社会对于老年人身心与认知健康水平的知晓率与重视,将是我国社会主义初级阶段和谐社会发展精神文明建设的重要内容之一。依托脑健康体检(痴呆风险筛查)应用平台,为新兴养老提供技术支持,可从专业角度推进我国养老产业发展,培育经济发展新动能,为社会提供更多就业机会,进而促进经济高质量发展。

(4)聚焦科技原始创新能力,促进老年科学学科发展。"脑健康"的概念,对我国来说还是一个刚刚提出的理念。在经济持续发展的社会背景下,很多人的健康观念还停留在身体健康的层面。但随着经济社会的进一步发展,越来越多的人开始关注大脑认知功能。脑健康体检(痴呆风险筛查)应用平台能够建设全民脑健康大数据库,为我国老年科学、认知神经科学等新兴交叉学科提供基础数据;同时可以培养一批高水平的、多学科交叉的脑健康专业科研团队;结合我国特有的传统医药学丰富的临床经验与医药资源,将高度增强我国原始科技创新能力,提升国家科技竞争力水平。

四、构建老年期痴呆防控体系的建议与展望

北京市脑健康体检(痴呆风险筛查)项目已进行了前期实践与探索,在未来工作中对脑健康体检方案和流程再行优化,并尽快在全国范围内普及脑健康体检(痴呆风险筛查),将脑健康体检项目纳入常规体检流程,构建老年期痴呆防控体系,将能够建立全国性的老年人脑健康档案,实现全国范围内对于老年期痴呆疾病的管理;同时,也能够进一步为政府提供专业化的脑健康指数,全面掌握本地区老年人脑健康现状,辅助公共卫生机构为痴呆高危群体提供个性化训练方案、脑健康生活处方和脑健康营养资讯,并为政府在脑健康相关医疗决策中提供科学依据(图2-3)。需要强调的是,政策性的引导与支持是该防控方案能否成功的重要决定性因素。北京市脑健康体检项目的顺利推进彰显了市

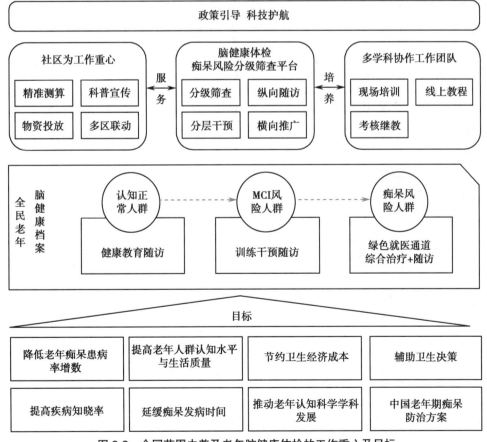

图2-3　全国范围内普及老年脑健康体检的工作重心及目标

政府的政策引导力量,合理的策略制定、必要的人力物力支持、良好的科普宣教以及灵活的管理机制实施,政府给予的推动作用至关重要。我国幅员辽阔,各地区具有自身的地理、人文特色,经济发展、文化发展水平各地尚不均衡,在这种情况下,普及一套标准化的脑健康体检(痴呆风险筛查)方案并非轻而易举,唯有通过强有力的政策引导、政府推动,才可以使全国各区域在脑健康体检领域实现多线并行、齐头并进、对标国际发达国家、领跑痴呆疾病防控体系建设,大力发展我国特色的老年脑健康产业。

　　总之,积极丰富和完善脑健康体检实施方案,使其更适用于在广大基层社区复制与推广,在全国范围内开展便民体检服务;积极组织本次项目开展过程中集聚的广大基层医疗工作人员就脑健康体检项目进行沟通探讨,建设稳定的脑健康体检队伍;结合各省市实际需求与工作环境,设定纵向追访时间点,为体检者建立追访档案,根据体检者在纵向追访中的认知和脑健康变化情况及时对其进行有效干预,提高老年人生活质量,降低老年期痴呆患病率增速,是以较低成本取得较高健康绩效的有效策略,是解决当前老年脑健康问题的现实途径,是落实健康中国战略的重要举措。

参 考 文 献

1. 陈姚静,徐凯,杨财水,等. 优雅地老去——北京 BABRI 老年脑健康计划. 中国科学:生命科学, 2018, 48 (7): 721-734.

2. Beard JR, Officer AM, Cassels AK. The World Report on Ageing and Health. Gerontologist, 2016, 56 (Suppl 2): S163-S166.

3. World Health Organization. Integrated Care for Older People: Guidelines on Community-Level Interventions to Manage Declines in Intrinsic Capacity. Geneva: The World Health Organization, 2017, 11.

4. Zhang ZJ, Jiang M, Zhang JY, et al. Practicality of promoting brain health and early dementia screening in elderly residents with friendly mobile App: Beijing plan. Chinese Science Bulletin, 2020, 65 (4): 1339-1347.

5. Li X, Ma C, Zhang JY, et al. Prevalence of and Potential Risk Factors for Mild Cognitive Impairment in Community-Dwelling Residents of Beijing. Journal of the American Geriatrics Society, 2013, 61 (12) : 2111-2119.

第三章

老年认知障碍评估系统

神经心理学检查为痴呆的筛查、诊断及疗效判定提供了大脑功能损伤的症状学量化依据,但是没有也不可能有敏感性和特异性均达100%的量表。神经认知测评量表往往只能检测认知的某一方面或某几方面,不能反映智能的全貌,故对认知功能水平的综合评估能力有限,仅凭认知障碍测评量表无法全面满足痴呆诊断的要求。我们需根据临床研究或流行病学调查的不同目的来选择不同的量表,或多个量表配合使用。

下面将介绍老年认知障碍评估系统,它们选用多个量表组合成一个完整的系统,适用于医院门诊、临床筛查等特定场景。

第一节　记 忆 门 诊

一、研发背景

老年认知障碍筛查目前多集中于三甲医院,基层医院和社区存在疾病知晓率低、就诊率低的问题,尚未实现普适性的早期诊断和干预,因此急需可实现快速筛查的认知评估方案,在广大基层医院和社区建立适用于早期筛查的记忆门诊,筛查出潜在高风险人群并建议其进一步就诊。目前国内MCI筛查多采用成套神经心理学量表纸笔测验的形式,施测时间长、需专业人员统一评分、测评结果易受患者文化程度影响、测评材料管理不便等缺点极大限制了其作为大规模快速筛查工具进行推广应用。随着医疗技术的发展,分子影像和电生理检测也陆续被纳入到MCI筛查方案中;但这些检测方式经济成本高,有严格的准入标准,对设备、人员、技术都有较高的要求,不适于在社区和门诊进行大规模的MCI风险早期筛查。时间与人力成本是影响临床诊断效率的重要因素,实现患者自助的快速初筛将大大节省成本、提高诊断效率。BABRI记忆门诊测评系统适用于初步、快速进行认知障碍评估,包括主诉认知测评、认知快速测评、BABRI记忆快速测评和BABRI情绪感知力测评,总时长约8分钟。

主观认知减退(subjective cognitive decline,SCD)指个体在日常生活中主观感受到认知减退,但这种减退尚未达到认知障碍的客观标准。SCD可能是认知障碍临床前阶段的高危表现,此类人群可以作为认知障碍早期干预的靶点。在对老年人的SCD状况进行问诊时应充分考虑:①排除已被明确诊断、客观存在的病理性认知下降;②区分老年人自评及其照料者的评价,问题应便于老年人理解从而准确回答;③问诊应尽量全面地涵盖多认知域,而非局限于特定认知域。记忆门诊和社区进行的轻度认知障碍早期筛查需要按照统一流程对老人的主观认知状况进行初步问诊和分诊,了解其各项认知功能主诉,从而进行更有针对性的测评和检查。

目前已有大量神经心理学量表应用于 AD 和 MCI 的筛查诊断,如简易精神状态检查量表(mini-mental state examination,MMSE)、简易智力状态评估量表(Mini-cog)、记忆障碍筛查(memory impairment screen,MIS)、蒙特利尔认知评估量表(Montreal cognitive assessment,MoCA)等。近期有研究者回顾了上述神经心理学量表使用的研究并对其进行比较,结果发现 MMSE 是使用最为广泛的一种(调研的 149 个相关研究中有 102 个使用了 MMSE),MMSE 自 1988 年经过汉化修订后,在国内临床诊断和学术研究中有着广泛的应用,对国内认知障碍检测起到重要作用。但传统版本的 MMSE 也存在一些缺点,限制了其在大规模快速筛查中的应用。首先,MMSE 言语项目偏多,得分受到文化程度的影响,容易低估文化程度较低的老年人群的认知表现;其次,MMSE 需要经过专业培训的工作人员对老年人群施测,人力成本较高;另外,MMSE 包含 19 个项目,需用时 6~10 分钟方能完成,不够快速高效。因此,对 MMSE 中最敏感的评估项目进行筛选整合、缩短用时、降低文化程度的影响、实现老年人群自评自测,成为记忆门诊测评系统中对 MMSE 的优化思路。

情景记忆(episodic memory,EM)是个体对自己亲身经历、发生在特定时间或地点的事件的记忆。情景记忆损伤是老年认知障碍,尤其是阿尔茨海默病及其前驱阶段遗忘型轻度认知障碍的主要认知表现。用于评估情景记忆的神经心理学量表包含听觉词语学习测验(详见第四章第六节)、复杂图形测验回忆部分(详见第四章第九节)、California 词语学习测验(California verbal learning test,CVLT)等。上述测验的特点在于需要被试在识记材料后间隔 20~30 分钟后再行回忆,耗时较长,且需要专业人员辅助完成,故不适于在记忆门诊和社区进行快速筛查。认知心理学中编码 - 再认范式可通过被试在短时间内识记材料的正确率探测其情景记忆能力,对认知筛查起到重要作用,故记忆门诊测评系统中的情景记忆测评由认知心理学范式改编而来。

情绪感知力是指对他人的情绪状态、情感变化以及相关的外部表现及其意义进行辨识和做出反应的能力。情绪感知力是社会认知能力的表现之一,与人际交流、团体合作、独立生活等社会功能有着密切的联系。

二、测评内容

记忆门诊包含主诉认知测评、认知快速测评、BABRI 记忆快速测评和 BABRI 情绪感知力测评四个测评工具。

1. **主诉认知测评**（subjective cognitive evaluation, SCE） 主诉认知测评包含对记忆力、加工速度、执行功能、视空间能力和语言能力等多方面的问诊，具体测评内容详见第四章第一节。

2. **认知快速测评**（rapid objective cognitive evaluation, 即 Mini-MMSE） 应用接受者操作特征曲线（receiver operating characteristic curve, ROC 曲线），分析 MMSE 包含的 19 个分项目对 MCI 的判别能力，选取判别能力最好的分项目组合作为 Mini-MMSE 快速筛查工具。测算结果显示，MMSE 总成绩对 MCI 进行判别的曲线下面积（AUC）达到 0.774，各分项目中 MMSE19（词语延迟回忆）对 MCI 的判别能力最好，AUC 为 0.699，其次是 MMSE12（连续减法计算），AUC 为 0.631。由此可以判断在利用 MMSE 对 MCI 进行判别时，这两个分项目最为重要，故选取这两项构建成为 Mini-MMSE 快速筛查工具。具体测评内容详见第四章第二节。

3. **BABRI 记忆快速测评**（BABRI episodic memory test, BABRI-EMT） 认知心理学范式可通过被试的反应时和正确率探测其认知水平，对认知能力筛查起到重要作用。经典的编码 - 再认任务可严格控制识记和回忆时间，准确测定情景记忆能力，用时较上述神经心理学量表大大缩短，故可以满足快速筛查的需求。编码 - 再认任务中，被试需先对一系列图片完成是"自然物"或"人造物"的按键判断，即编码阶段；随后对其中部分图片和新加入的图片进行"出现过"或"没出现过"的按键判断，即再认阶段；记录被试的再认正确率作为评估指标（图 3-1）。具体测评内容详见第四章第五节。

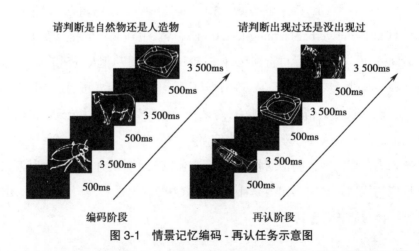

图 3-1 情景记忆编码 - 再认任务示意图

以情景记忆任务正确率融合上述 Mini-MMSE 的两个指标进行 ROC 曲线分析，发现其对轻度认知障碍进行判别的 AUC 可达 0.732，灵敏度为 0.731，特异度为 0.656。

4. BABRI 情绪感知力测评（BABRI face mode test，BABRI-FMT） 该测评评估个体对人脸表情加工、识别和模仿的能力，让被试观察人脸图片，模仿图片中的表情。基于前期数据，通过深度学习的卷积神经网络算法对人脸表情图像进行表情特征提取和表情分类，可判别个体情绪感知力及认知障碍风险。具体测评内容详见第五章第五节。

三、评分规则

主诉认知测评和认知快速测评的评分规则详见第四章。

BABRI 记忆快速测评以再认阶段正确率为评估指标，正常参考值为不低于同年龄段同等受教育水平参照群体的正确率平均值下 1.5 个标准差，评分规则详见第四章。

BABRI 情绪感知力测评的评分规则详见第五章。

记忆门诊测评结果综合了上述量表的评分结果，若存在任一测评异常，则认为记忆门诊测评结果异常，建议被试进行进一步的测查，以确认认知状态。

四、结果解释

记忆门诊测评结果的异常并不能代替临床诊断，因记忆门诊是初步的快速测评，只能对被试的认知状况进行初筛，建议结果异常的被试进行进一步的痴呆风险筛查，或根据主诉认知测评对存在异常的认知领域进行其他有针对性的测验，以便确认认知状态。

第二节 痴呆风险筛查

一、研发背景

用于痴呆风险筛查的成套神经心理学测验包含对记忆能力、注意能力、视空间能力、语言能力、执行功能等多个认知域的测查，每个认知域由两个及以上测验进行测定。以轻度认知障碍的 Petersen 诊断标准为例，被试在上述任意一个或多个认知域中至少同时有两个测验指标分数低于年龄和文化程度匹配的正常对照群体均值下 1.5 个标准差，则可被认定为轻度认知障碍。但若应用本诊断标准全面探查被试的各认知域表现，需采用一对一成套神经心理学测验的方式，进行 10 个以上测验的施测，耗时往往在 1 小时以上。

在进行临床辅助诊断时,应用上述成套神经心理学测验有诸多不便:严重影响诊断效率,若想全面探知认知功能,需耗费大量人力物力;测验结果评判耗时长,需经过专人评测和计算得出,无法即刻给出参考结果;测验材料的存储和保存、数据录入和调取、对被试进行纵向追访和认知变化轨迹描绘等工作均极大受限。

BABRI 团队在既往 10 年的队列研究中积累了大量翔实数据,累计对中老年被试进行了超 1 万人次成套神经心理学评估,准确判定了每次施测得到的认知评估结果。在这些数据的基础上,BABRI 团队对成套神经心理学量表中各测验对认知状态(被试依据 Petersen 标准可判定是否为 MCI)的判别能力进行检验和筛选,选取了四项判别能力最强的测验组成一个评估集合,即 BABRI 痴呆风险筛查系统。痴呆风险筛查系统可用于临床研究中对入组对象进行筛查,可辅助诊断 MCI 等老年认知障碍。

BABRI 成套神经心理学量表包含五个方面的内容。①记忆能力:听觉词语学习测验(auditory verbal learning test,AVLT)和复杂图形测验(complex figure test,CFT)回忆部分;②视空间能力:复杂图形测验模仿部分和画钟测验(clock drawing test,CDT);③言语能力:词语流畅性测验(verbal fluency test,VFT)和波士顿命名测验(Boston naming test,BNT);④注意能力:符号数字转换测验(symbol digit modalities test,SDMT)和连线测验(trail making test,TMT)A 部分;⑤执行功能:连线测验 B 部分和 Stroop 色词测验(Stroop color-word test)。应用逐步逻辑回归和分支定界算法(branch-and-bound algorithm),确定了上述测验产生的 11 个指标中选取 4 个判别 MCI 的最优指标[分别是 AVLT 的总得分、TMT-A 总得分、CFT 回忆得分和词语流畅性测验(VFT)得分]。

二、测评内容

痴呆风险筛查包含的核心认知测验即为产生上述 4 个最优指标的 R-O 复杂图形测验、听觉词语学习测验、词语流畅性测验和连线测验,可系统探查到记忆能力、视空间能力、语言能力、加工速度和执行功能五个方面。经 BABRI 大数据测算,上述测验成绩集合对 MCI 进行判别的 AUC 可达到 0.91,平均灵敏度 0.81,平均特异度 0.85,可知经由该系统测评得到的认知成绩具有较高的判别准确率和临床辅助诊断价值,对上述耗时长、人力配备要求高的成套神经心理学量表有较好的替代作用。

痴呆风险筛查系统需严格按照既定顺序施测,为了满足对延时回忆能力的测定需求,复杂图形模仿测验与复杂图形回忆测验之间需间隔 20 分钟,听觉词语学习测验即时回忆(AVLT N1~N3)部分与听觉词语学习测验短延时回忆部分(AVLT N4)需间隔 5 分钟,听觉词语学习测验短延时回忆部分(AVLT N4)与听觉词语学习测验长延时回忆部分

（AVLT N5）需间隔 20 分钟。

为了满足上述核心认知测验的测试间隔时间需求，同时更加全面地了解被试的认知和生活状态，痴呆风险筛查系统也包括一些施测较为轻松的生活习惯评估量表、人脸情绪感知力测试、舒缓放松训练等，以及包含对痴呆诊断具有参考意义的简易精神状态检查量表（MMSE）和日常生活能力评定量表（activity of daily living scale，ADL 量表）供研究者自主选择。痴呆风险筛查系统测评顺序如表 3-1 所示。

表 3-1 痴呆风险筛查系统测评顺序

测验	测评时间	CFT 间隔	AVLT 间隔
基本信息和病史询问	3min		
CFT 模仿部分	3min		
日常生活习惯问卷	4min	20min	
AVLT N1~N3	5min		
放松舒缓训练	5min		5min
AVLT N4	1min		
VFT	5min		20min
CFT 回忆部分	3min		
TMT	7min		
放松舒缓训练	5min		
AVLT N5	1min		
认知测评部分用时	32min		
放松舒缓训练用时	10min		

三、评分规则

各核心认知测评成绩及评估结果将依据各自的评分规则单独给出，具体请参见第四章（听觉词语学习测验、连线测验、复杂图形测验和词语流畅性测验），每项测验成绩均通过与年龄和受教育程度相匹配的受试群体平均成绩相比较得到正常或异常（低于匹配群体均值下 1.5 个标准差）的判断，分别代表被试在某个测验反映出的认知能力的保持或下降。综合上述核心认知测评成绩，通过计算给出 BABRI 脑健康指数，可客观反映出被试的总体认知状况是否存在较高的认知障碍风险。

四、结果解释

痴呆风险筛查测评结果可对临床诊断起到一定辅助作用,但不能代替临床诊断,需由专业医师配合被试的影像检查和生化检查等结果进行综合评定。对于经由痴呆风险筛查发现认知状况异常、有较高认知障碍风险的被试,系统将建议其寻求医疗帮助,通过影像检查等方式确认脑部生理健康状况,请专业医师结合其临床表现进行诊断和治疗。

第三节 | 老年脑健康常用评估工具

目前,系统、科学的神经心理评估量表是量化认知功能、辅助定位诊断的最佳方式。神经心理评估量表成本低、耗时少,可用于帮助制定治疗计划、评价治疗效果及预测疾病进展,已成为神经内科、神经外科、精神科、老年医学科、康复医学科和运动医学科等相关科室临床实践和研究的重要工具。

痴呆是一种以认知功能缺损为核心症状的获得性智能损害综合征,认知损害可涉及记忆、加工速度、语言、执行功能、视空间等认知领域,其损害程度足以干扰日常生活能力或社会职业功能,在病程某一阶段常伴有精神、行为和人格异常。因此,对此类患者的评估通常包括认知功能、社会及日常生活能力、精神行为症状,其中认知功能评估又涉及上述多个认知域。

针对痴呆的筛查包括用于痴呆筛查的简易精神状态检查量表(MMSE)、用于痴呆严重度的评定和随访的临床痴呆评定量表(CDR)、用于 AD 的阿尔茨海默病评定量表 - 认知部分(ADAS-cog)、用于血管性痴呆(VaD)药物疗效评价的血管性痴呆认知评估量表(VaDAS-cog);除此以外,各项认知功能如记忆力、注意力、执行功能、语言、视空间能力和社会认知能力的评估应尽可能对所有患者施行。针对 MCI 的筛查常选用蒙特利尔认知评估量表(MoCA)等的对 MCI 敏感的认知评估测试,并配合多个认知域的检测进行。

精神行为症状的评估包括情绪情感的评估、脱抑制行为的评估、活动过度类行为异常的评估以及精神病样症状的评估。常用的精神行为症状量表包括神经精神问卷(NPI)和老年抑郁量表(GDS)等。

由认知障碍导致的日常生活能力减退是诊断痴呆的必需条件,复杂日常生活能力的减退亦有助于 MCI 的诊断,临床科研中通常使用日常生活能力评定量表(ADL 量表)进行评估。

一、总体认知能力评估

这种量表通过对体检者记忆力、计算力、理解与行为能力的综评,评估被试的总体认知能力,判断其是否患有认知障碍或痴呆。该领域常用的量表有简易精神状态检查量表和蒙特利尔认知评估量表。

1. **简易精神状态检查量表(MMSE)** MMSE 是目前运用最广泛的认知筛查量表,其优点是操作简便,整个检查耗时 5~10 分钟。该量表可作为大样本流行病学调查的筛查工具。另外,MMSE 的低分及其下降速度可以作为痴呆预后的预测因素,5 年随访研究表明正常衰老时 MMSE 得分减少约 0.25 分 / 年,病理衰老时得分减少 4 分 / 年。缺点是易受教育程度的影响。文化程度较高的老年人可能有假阴性,文化程度低者可能有假阳性。

2. **蒙特利尔认知评估量表(MoCA)** MoCA 是用于快速筛查轻度认知障碍的评定工具,较 MMSE 涵盖的认知领域更为全面,灵敏度高。分值总计 30 分,完成所需时间为 10 分钟左右。研究者在实测时应注意文化程度所引起的偏倚。

3. **阿尔茨海默病评定量表 - 认知部分(ADAS-cog)** 该量表由 12 个条目组成,覆盖记忆力、定向力、语言、运用、注意力等,可评定 AD 认知症状的严重程度及治疗变化,常用于轻中度 AD 的疗效评估(通常将改善 4 分作为临床上药物显效的判断标准)。由于 ADAS-cog 偏重于记忆和语言功能,血管性痴呆认知评估量表(VaDAS-cog)在其基础上增加了数字广度(倒背)、数字划消、符号数字转换、词语流畅性和迷宫测验等 5 个反映注意、执行功能的分测验。与 ADAS-cog 相比,VaDAS-cog 对脑白质病变的严重度具有更好的判断能力。

4. **临床痴呆评定量表(CDR)** 该量表包括记忆、定向、判断和解决问题、工作及社交能力、家庭生活和爱好、独立生活能力 6 个认知及功能域。通过询问知情者和患者本人,对每个项目进行评分,最后综合 6 项评分,做出"正常 CDR=0、可疑痴呆 CDR=0.5、轻度痴呆 CDR=1、中度痴呆 CDR=2、重度痴呆 CDR=3"五级判断。还可以使用 CDR-SOB 得分指标,即将 6 个项目的得分简单相加。CDR-SOB=0 表示被试正常,CDR-SOB=0.5~4.0 为可疑认知受损(其中 0.5~2.0 分为可疑受损,2.5~4.0 分为极轻痴呆),CDR-SOB=4.5~9.0 为轻度痴呆,CDR-SOB=9.5~15.5 为中度痴呆,CDR-SOB=16.0~18.0 为重度痴呆。根据额颞叶退行性变修订的 CDR 在原来 CDR 基础上增加了"行为紊乱"和"语言评估"这两项,已证实可以有效反映额颞叶退行性变的病情严重度。

二、记忆能力评估

记忆是人脑对经验过事物的识记、保持、再现或再认,它是进行思维、想象等高级心理活动的基础。该领域常用的量表有听觉词语学习测验、复杂图形测验等。

1. 听觉词语学习测验(AVLT) AVLT 由 12 个具体名词(2 个汉字)组成,分为 3 类,每类 4 个。无同音字、无同形汉字、无假词,词语难度全部在小学课本范围内。再认词语选择了同类词语 6 个,同类兼音似词语 6 个。AVLT 主要反映近事记忆和学习新事物能力。即刻回忆反映瞬时记忆,延迟回忆反映学习后短时记忆的保持能力。

2. 复杂图形测验(CFT) CFT 为纯几何图形,是最常用的评估视觉空间结构能力和视觉记忆能力的测验方法,常应用于不同年龄和多种疾病导致的认知障碍患者的记忆研究。该测验一般分为模仿和回忆两部分,模仿时要求被试复制复杂图形,在被试完成后间隔一定时间,要求被试根据记忆重新画出该复杂图形。

三、注意力评估

注意是指人的心理活动对一定对象的指向和集中。注意力就是把自己的感知和思维等心理活动,指向和集中于某一项事物的能力。该领域常用的量表有符号数字转换测验和数字广度测验等。

1. 符号数字转换测验(SDMT) SDMT 包含 9 对数字符号,要求被试在规定时限内,依据规定的数字符号关系,在数字下部填入相应的符号。该测验主要测量注意力、简单感觉运动的持久力、建立新联系的能力和速度。该测验容易执行、快速、可靠性高,受文化背景的影响小。缺点是不能很好地测量智力的一般因素。

2. 数字广度测验(DST) DST 是在施测者读出一系列数字后,检测被试以正确顺序顺背、倒背该条目的能力。DST 能够反映注意能力和记忆能力。在神经心理学测验中,数字广度测验常用于测试持续注意和工作记忆广度。

四、执行功能评估

执行功能指有机体对思想和行动进行有意识控制的心理过程,它包括制定目标、策划过程、完成目标导向的计划和有效操作等成分。执行功能是一种高级认知能力。该领域常用的量表有连线测验和 Stroop 色词测验等。

1. 连线测验(TMT) TMT 是常见的执行功能测验,反映的是快速视觉搜索、视觉空间排序和认知定势转移。TMT 的操作与提示语言均有详细规定,简要描述是:TMT-A

部分,把从 1 到 25 的数字按照顺序连起来。TMT-B 的原版本是要求数字和字母交替排列,25 个圆圈包括有 13 个数字和 12 个字母,交替按顺序连线。中文修订版是将数字包含在正方形和圆形两种图形中,要求被试按顺序连接数字,同时两种图形要交替地排列。

2. **Stroop 色词测验(CWT)**　Stroop 色词测验一般分为三个部分,第一部分要求被试命名表示颜色的汉字(如红绿蓝黄等);第二部分要求被试命名颜色色块;第三部分的材料是用不同颜色印刷的表示颜色的汉字,要求被试命名其颜色而忽视汉字字义。研究者记录被试的反应时和正确率。

五、语言能力评估

语言交流在人类社交中起核心作用,是人们进行沟通的主要表达方式。语言障碍是大脑高级功能障碍的一个敏感指标。该领域常用的量表有词语流畅性测验和波士顿命名测验等。

1. **词语流畅性测验(VFT)**　也称受控词语联想测验(COWA)。该测验要求被试列举尽可能多的某一范畴的例子,以正确总数计分。常用列举范畴有动物、蔬菜、水果等。它既可以单独使用,也可以与其他测验组合成一套测验。

词语流畅性测验分为分类流畅性测验和语音流畅性测验。分类流畅性是所有词语流畅性测验中应用最为广泛的。词语流畅性测验非常简单明了,每个词语种类的测验耗时仅 1 分钟。这是一种非常简便、不依赖设备的认知功能检查方法,但测验结果受被试的文化背景和受教育程度影响较大。

2. **Boston 命名测验(BNT)**　BNT 分为难度相等的两个版本,各有 30 幅图片,作为治疗前后随访比较。图片命名测验属于命名任务,可以作为语义记忆障碍的检测标准。BNT 可检测以下功能:命名能力、语义记忆、执行功能、言语表达能力、词汇检索能力、言语提取能力。

六、视空间能力评估

视空间能力是指能准确掌握及表现视觉空间的能力。空间知觉包括形状知觉、大小知觉、距离知觉、立体知觉和方位知觉等。视觉空间知觉能力损伤往往会出现写字左右颠倒、间架结构处理混乱、对数量关系不易理解、推理能力退化等缺陷。该领域常用的量表有画钟测验等。

画钟测验(CDT)目前最常用的是自发画钟,通常要求被试在白纸上,画出 1∶50 或 3∶40

的钟面。由于视空间能力损伤是痴呆的常见表现之一,所以,画钟测试在痴呆的评定中得到了很广泛的应用。画钟测验对环境要求少,受文化程度、种族、社会经济状况等因素的影响小,而且它对语言的依赖性相对较小,只要能够听懂简单的提示语,都能画出相似的钟,因此适宜在不同种族、不同语言的人群中应用。但在低文化人群中单独作为痴呆筛查的工具时,画钟测验的准确性较低。

七、情绪和情感评估

情绪和情感是人对事物的态度的体验,是人的需要得到满足与否的反映。常用的评估老年人的情绪量表有老年抑郁量表和孤独感量表等。

1. 老年抑郁量表(GDS) GDS 有两个主要优点:一是量表中不包含睡眠障碍、食欲下降等躯体性症状,这些躯体性症状在非抑郁症老年人中也很常见,对老年抑郁症的诊断特异性不高;二是量表采用"是/否"的定式回答方式,较其他分级量表更易于老年人理解,便于施测。

2. UCLA 孤独量表 共 20 个条目,由 10 个正向措辞和 10 个负向措辞的句子组成,用来评价由于对社会交往的渴望与实际水平的差距而产生的孤独感。

八、日常生活功能评估

日常生活能力减退是痴呆的核心症状之一,包括两个方面:基本日常生活能力和工具性日常生活能力。前者指独立生活所必需的基本功能,如穿衣、吃饭、如厕等;后者包括复杂的日常或社会活动能力,如出访、工作、家务能力等,需要更多认知功能的参与。

日常生活能力评定量表(activity of daily living scale,ADL 量表)用于评估日常生活能力,适用于老年期痴呆的诊断,简便易行。其缺点是易受多种因素影响,如年龄、视觉、听觉或肢体运动障碍等,评定时对结果的解释应谨慎。

ADL 量表迄今已有 40 多种版本,常用的是由 14 项组成的问卷,包括与躯体生活自理相关的 6 个方面(上厕所、进食、穿衣、梳洗、行走和洗澡)和与使用工具的能力相关的 8 个方面(打电话、购物、散步、做家务、洗衣、使用交通工具、服药和自理财务)。

参 考 文 献

1. Jessen F, Amariglio RE, van Boxtel M, et al. A conceptual framework for research on subjective cognitive decline in preclinical alzheimer's disease. Alzheimers Dement, 2014, 10 (6): 844-852.

2. Tsoi KK. Chan JY, Hirai HW, et al. Cognitive tests to detect dementia: a systematic review and meta-analysis. JAMA Intern Med, 2015, 175 (9): 1450-1458.

3. Katzman R, Zhang MY, Ouang-Ya-Qu, et al. A Chinese version of the Mini-Mental State Examination; impact of illiteracy in a Shanghai dementia survey. J Clin Epidemiol, 1988, 41 (10): 971-978.

4. Petersen RC, Morris JC. Mild cognitive impairment as a clinical entity and treatment target. Arch Neur, 2005, 62 (7): 1160-1163.

第四章

临床常用神经认知测评工具

第一节 | 主诉认知测评

一、目的

评估是否存在主诉认知下降、主诉认知障碍。

二、概述

主诉认知测评（subjective cognitive evaluation，SCE）是由北京师范大学认知神经科学与学习国家重点实验室于 2018 年编制的，用于评估患者是否存在近期主观感知到的认知能力下降，从记忆力、加工速度、执行功能、视空间能力等多方面进行自我报告。阿尔茨海默病的临床前期长达 15 至 20 年，而主诉认知下降人群就有可能处于阿尔茨海默病的临床前期，具有日后认知下降及进展至痴呆的风险。

主诉认知下降或主诉认知障碍是指个体有认知障碍主诉，但不存在认知障碍或病理方面的客观证据。主诉认知下降包含两层含义：①主观性，强调认知下降是被试自身的感受，客观认知检查结果在正常范围内；②承认主诉认知下降的异质性，被试对认知的下降感到担忧，主观感觉较同年龄组认知表现差。

三、主要内容

指导语：现在请您回答近几年您有没有发生以下变化。

该测评共 7 个题目，每个题目有 4 个选项。

四、题目

具体题目及选项如下：

题目	选项
1. 近几年，您变得爱忘事了吗？比如忘记带钥匙、做饭忘记关火。	没有　偶尔　经常　总是
2. 近几年，您的反应变慢了吗？比如对于别人问的问题，您要想一会儿才能反应过来。	没有　偶尔　经常　总是

3. 近几年,您处理复杂事情变得力不从心了吗?　没有　偶尔　经常　总是
比如负责制定出行计划、组织聚会。

4. 近几年,您记东西变得困难了吗?比如记电话　没有　偶尔　经常　总是
号码、人名、地名。

5. 近几年,您出门找路变得困难了吗?比如外出　没有　偶尔　经常　总是
时难以找到想去的地方。

6. 近几年,您的性格和脾气变差了吗?比如变得　没有　偶尔　经常　总是
爱发脾气,不爱说话。

7. 近几年,您在语言表达上变得困难了吗?比如　没有　偶尔　经常　总是
说不出熟悉物品的名称,说话词不达意。

五、施测

1. 提前准备好纸质版或电子版量表,纸质版量表需配备笔。

2. 被试在理解题意和选项的基础上,依次回答每一个题目。

3. 测评时,应要求被试尽量按照其真实感受把题答完。

六、记分规则

每题得分:选择"没有"或"偶尔",记 1 分;选择"经常"或"总是",记 0 分。

总分:将各题得分相加,为总分。满分为 7 分。

七、结果解释

选择"没有"或"偶尔",表示没有主观感知到的认知能力下降,或下降不明显;选择"经常"或"总是",表示存在主观感知到的认知能力下降。

第二节 | 认知快速测评

一、目的

快速评估总体认知能力。

二、概述

认知快速测评（rapid objective cognitive evaluation，即 Mini-MMSE）所选题目来源于临床上经典的简易精神状态检查量表（MMSE）。MMSE 包含 19 个分题目，简单易行，在国内外广泛应用，能全面、准确、迅速地反映认知功能及其缺损程度。但是，MMSE 仍存在一些局限性，限制了其在大规模快速认知筛查中的应用。首先，MMSE 言语项目偏多，得分受到文化程度的影响，容易低估文化程度较低的老年人群的认知表现；其次，MMSE 需要经过专业培训的工作人员对老年人群施测，人力成本较高；另外，MMSE 包含 19 个项目，需用时 6~10 分钟方能完成，不够快速高效。因此，BABRI 研究团队以大样本数据为基础，对 MMSE 进行了优化，使其成为更适合应用于临床门诊和社区的轻度认知障碍快速筛查工具。

在 MMSE 中，词语延迟回忆题和连续减法计算题对筛查轻度认知障碍的准确率较高，故选取这些题目再加上两道时间定向题构成了认知快速测评。

三、主要内容

认知快速测评每一题的指导语和内容均不一样，需要被试做出的反应也有所不同。

第 1 题是词语记忆题，记住听到的词语。此题考察的是对词语的即时回忆。即时回忆是回忆的一种形式，是指学习某些材料后立即进行的回忆。

第 2 题和第 3 题是时间定向题，分别回答现在是几月和今天是星期几。时间定向是指个体对当前时间状况的认知，如判断当前的时间、日期、季节，以及识别昼夜、晨昏等。痴呆患者会表现出时间定向障碍，表现为分不清时间。

第 4 题是计算题，从 100 开始连续减 7，共减 5 次。此题考察计算能力和注意力。

第 5 题是词语回忆题，回忆之前听过的词语。此题考察的是对词语的延时回忆。延时回忆是指在学习某种材料后，间隔一段时间进行回忆。

四、题目

具体题目如下：

1. 现在，您将听到三种物品的名称，全部听完后请您重复一遍。您要记住它们，过一会儿还要问您。请听题：皮球、国旗、树木。（以第一次答案记分）

皮球__　　　国旗__　　　树木__

（每词 1 分，共 3 分）

2. 现在是几月?

(每题 1 分,共 1 分)

3. 今天是星期几?

(每题 1 分,共 1 分)

4. 现在请您计算,100 减去 7 等于几,把答案填到相应的位置。得到的答案再减 7,如此一直计算下去,直到出现"停止"。(若算错了,但下一个答案是对的,那么只记一次错误。)

93____ 86____ 79____ 72____ 65____

(每题 1 分,共 5 分)

5. 现在,请说出刚才让您记住的那三种物品。

皮球__ 国旗__ 树木__

(每词 1 分,共 3 分)

五、施测

1. 提前准备好纸质版或电子版量表,纸质版量表需配备笔。
2. 被试在理解题意和选项的基础上,依次回答每一个题目。

六、记分规则

每题得分:答对 1 次,记 1 分;答错 1 次,记 0 分。

对于第 4 题,若上一步计算答错了,如 100-7=90,但下一步计算正确,如 90-7=83,那么,第二步仍给分。

总分:将各题得分相加,为总分。满分为 13 分。

七、结果解释

略。

第三节 | 简易精神状态检查量表

一、目的

评估总体认知能力,筛查轻度认知障碍和痴呆。

二、概述

简易精神状态检查量表（mini-mental state examination，MMSE）由 Folstein 等人于 1975 年编制，1991 年 Molloy 等人发表了标准的 MMSE 版本，规范了指导用语，便于多中心研究。但由于文化背景的关系，我国仍采用 Folstein 的中文修订版。

本量表的优点在于操作简便，整个检查耗时 5~10 分钟，特别适用于老年人群，可作为大样本流行病学调查的筛查工具。它在评估中、重度认知损害时假阴性率极低；另外，MMSE 的低分及其下降速度可以作为痴呆预后的预测因素，5 年随访研究表明正常衰老时 MMSE 减少约 0.25 分 / 年，病理衰老约 4 分 / 年。

MMSE 缺点是易受教育程度的影响，文化程度较高的老年人可能有假阴性，文化程度低者则可能出现假阳性。此外，量表的语言功能主要测查大脑左半球病变所致的认知功能缺陷，对右半球和额叶病变引起的认知功能障碍不够敏感，不能用于不同病因的鉴别诊断，作为认知减退的随访工具也不够敏感。

三、主要内容

该量表是目前运用最广泛的认知筛查量表，它包括对定向能力（10 分）、即刻回忆（3 分）、注意力和计算能力（5 分）、延迟回忆（3 分）、语言功能（8 分）（命名、复述、阅读、书写、理解）及视空间知觉（1 分）的评估。

四、题目

具体题目如下：

总指导语：我现在要问您一些问题，来检查您的注意力和记忆力，大多数问题很容易。

定向力：

1. 今年是哪一年份？　＿＿＿＿　　2. 现在是什么季节？　＿＿＿＿

3. 现在是几月？　＿＿＿＿　　4. 今天是几号？　＿＿＿＿

5. 今天是星期几？　＿＿＿＿　　6. 现在我们在哪个省、市？　＿＿＿＿

7. 您住在什么区（县）？　＿＿＿＿　　8. 住在什么街道（乡）？　＿＿＿＿

9. 我们现在在第几层楼？　＿＿＿＿　　10. 这儿是什么地方？［地址（名称）］　＿＿＿＿

（每题 1 分，共 10 分）

即刻回忆：

11. 现在，我要说三样物品的名称，在我讲完之后，请您重复说一遍，并记住这三样物

品,等一下还需要您再重复出来。请听题:皮球、国旗、树木。(以第一次答案记分)

皮球__　　国旗__　　树木__

(每词1分,共3分)

注意力和计算能力:

12. 现在,请您计算100减去7等于几,然后从所得的答案中再减去7,如此一直计算下去,把每一个答案都告诉我,直到我说"停"为止。(若错了,但下一个答案是对的,那么只记一次错误)

93____86____79____72____65____

(每题1分,共5分)

延迟回忆:

13. 现在请您告诉我,刚才我要您记住的三样物品是什么?

皮球__　　国旗__　　树木__

(每题1分,共3分)

命名:

14. (测试人员拿出手表)请问这是什么?　手表__

(测试人员拿出铅笔)请问这是什么?　铅笔__

(每题1分,共2分)

复述:

15. 现在我要说一句话,请您清楚地重复一遍,这句话是"四十四只石狮子"。

(测试人员只说一遍,只有被试重复正确、咬字清楚才记1分)

(每题1分,共1分)

阅读:

16. (测试人员把写有"闭上您的眼睛"大字的卡片交给被试)

请阅读这张卡片所写的句子并照着去做。(如果被试闭上眼睛,记1分)

(每题1分,共1分)

理解:

17. (测试人员说下面一段话,并给被试一张空白纸,同时嘱被试照做。不要重复说明,也不要示范)

用右手拿这张纸____再用双手把纸对折____将纸放在大腿上____

(每题1分,共3分)

书写：

18. 请您写一句完整的、有意义的句子。（句子必须有主语和动词）

（测试人员记下句子）_____

（每题1分，共1分）

视空间知觉：

19. 请您按样子画图。

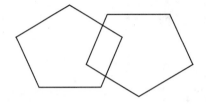

（每题1分，共1分）

五、施测

1. 因为需要被试画图、写字、折纸和命名，所以要提前准备好纸质版或电子版量表，同时需配备笔、纸、图册和手表。

2. 被试在理解题意和选项的基础上，依次回答每一个题目。

3. MMSE施测时没有时间限制，当被试遇到困难的题目时，避免给予过多的压力，对被试的成功要进行表扬，建立亲善的关系，使被试感到舒适。

六、记分规则

每题得分：答对1次，记1分；答错1次，记0分。

对于第12题，若上一步计算错误，如100−7=90，但下一步计算正确，如90−7=83，第二步仍给分。

总分：将各题得分相加，为总分。满分为30分。

七、结果解释

量表总分30分，得分愈高表示认知功能愈好。在Folstein设计该量表时，以MMSE<24分为可疑痴呆；而目前研究显示，MMSE≥27分为正常，21~26分为轻度痴呆，10~20分为中度痴呆，<10分为重度痴呆。

MMSE的分析指标为总分，不能把单项分值视为相应的认知功能表现，也不能仅依据 MMSE 总分低于 27 分就做出痴呆的诊断,必须结合其他多种测试工具以及神经影像学数据和生化数据等。

第四节 | 蒙特利尔认知评估量表

一、目的

评估总体认知能力,筛查轻度认知障碍和早期痴呆。

二、概述

蒙特利尔认知评估量表(Montreal cognitive assessment,MoCA)于 1996 年由 Ziad S.Nasreddine 教授根据临床经验和参考 MMSE 而编制,用作针对轻度认知障碍(MCI)进行快速筛查的评定工具。完成 MoCA 检查约需 10 分钟。MoCA 中文版在中国老年人群中有较好的信度和效度。

MoCA 覆盖重要的认知领域,测试时间较短,适合临床运用。但受教育程度、文化背景的差异、主试使用 MoCA 的技巧和经验、检查的环境及被试的情绪及精神状态等,均会对 MoCA 分值产生影响。

三、主要内容

MoCA 所评定的认知领域包括:注意力,执行功能,记忆力,语言功能,视结构技能,抽象思维,计算和定向力。

1. 交替连线测验

指导语:"请您画一条连线,按照从数字到汉字并逐渐升高的顺序。您从这里开始[指向数字(1)],从 1 连向甲,再连向 2,并一直连下去,到这里结束[指向汉字(戊)]"。

评分:正确 1 分,错误 0 分。当被试完全按照"1-甲-2-乙-3-丙-4-丁-5-戊"的顺序进行连线且没有任何交叉线时给 1 分。当被试出现任何错误而没有立刻自我纠正时,给 0 分。

2. 视结构技能(立方体)

指导语:测试者指着立方体说:"请您照着这幅图在下面的空白处再画一遍,并尽可能准确。"

评分：完全符合下列标准时，给 1 分；否则 0 分。

图形为三维结构，所有的线都存在，无多余的线，相对的边基本平行，长度基本一致（长方体或棱柱体也算正确）。上述标准中，只要违反其中任何一条，即为 0 分。

3. 视结构技能（钟表）

指导语：测试者指着空白处说："请您在这画一个表，填上所有的数字并画出 11 点 10 分。"

评分：共 3 分，每对一项给 1 分。

(1) 轮廓（1 分）：表面必须是个圆，允许有轻微的缺陷（如，圆没有闭合）。

(2) 数字（1 分）：填入所有的数字，不能缺少或多余，数字的顺序及位置要求正确，必须准确地填写在所属象限内，可以是罗马数字；数字可以放在圆圈之外。

(3) 指针（1 分）：两个指针指向的时间正确；时针明显短于分针；指针的中心交点应接近表的中心。

上述各项目的标准中，如果违反其中任何一条，则该项目不给分。

4. 命名

指导语：自左侧开始，每指一个动物图片即问被试："请您告诉我这个动物的名字。"

评分：共 3 分。每答对一项给 1 分。正确回答是：①狮子；②犀牛；③骆驼或单峰骆驼。

5. 记忆

指导语：测试者以每秒钟 1 个词的速度读出 5 个词，并向被试说明："这是一个记忆力测验。在下面的时间里我会给您读几个词，您要注意听，一定要记住。当我读完后，把您记住的词告诉我。回答时想到哪个就说哪个，不必按照我读的顺序。"把被试回答正确的词在第一遍相应的空栏中标出。当被试回答出所有的词，或者再也回忆不起来时，把这 5 个词再读一遍，并向被试说明："我把这些词再读一遍，努力去记并把您记住的词告诉我，包括您在第一次已经说过的词。"把被试回答正确的词在第二遍相应的空栏中标出。第二遍结束后，告诉被试一会儿还要让他回忆这些词："在检查结束后，我会让您把这些词再回忆一次。"

评分：两次回忆均不记分。

6. 注意

(1) 顺背 / 倒背

指导语：

顺背："下面请您仔细听我说一些数字，当我说完时您就跟着照样背出来。"按照每秒钟 1 个数字的速度读出这 5 个数字。

倒背:"下面我再说一些数字,您仔细听,当我说完时请您按我说的数字顺序倒着背出来。"按照每秒钟 1 个数字的速度读出这 5 个数字。

评分:共 2 分。复述准确,每一个数列分别给 1 分(注:倒背的正确回答是 2-4-7)。

(2)警觉性

指导语:测试者以每秒钟 1 个数字的速度读出,并向被试说明:"下面我要读出一串数字,请注意听。每当我读到数字 1 的时候,您就拍一下手;当我读其他数字时不要拍手。"

评分:如果完全正确或只有一次错误则给 1 分,否则不给分(错误时是指当读数字 1 的时候没有拍手,或读其他数字时拍手)。

(3)连续减 7

指导语:"现在请您做一道计算题,从 100 中减去一个 7,而后从得数中再减去一个 7,一直往下减,直到我让您停下为止。"如果需要,可以再向被试讲一遍。

评分:共 3 分。全部错误记 0 分,一个正确给 1 分,两到三个正确给 2 分,四到五个正确给 3 分。从 100 开始计算正确的减数,每一个减数都单独评定,也就是说,如果被试减错了一次,而从这一个减数开始后续的减 7 都正确,则后续的正确减数要给分。例如,如果被试的回答是 93—85—78—71—64,85 是错误的,而其他的结果都正确,因此给3 分。

7. 句子复述

指导语:"现在我要对您说一句话,我说完后请您按我说的话原样重复出来。[暂停一会儿]我只知道今天张亮是来帮过忙的人。"被试回答完毕后,"现在我再说另一句话,我说完后请您也照原样重复出来。[暂停一会儿]当狗在房间里的时候,猫总是藏在沙发下。"

评分:共 2 分,复述正确,每句话分别给 1 分。复述必须准确。注意复述时出现的省略(如,省略了"只""总是")以及替换 / 增加(如"我只知道今天张亮……"说成"我只知道张亮今天……",或"房间"说成"房子"等)。

8. 词语流畅性

指导语:"请您尽可能快、尽可能多地说出您所知道的动物的名称。时间是 1 分钟,请您想一想,准备好了吗? 开始。"1 分钟后停止。

评分:如果被试 1 分钟内说出的动物名称 ≥ 11 个,记 1 分。同时在检查表的背面或两边记下被试的回答内容。龙、凤凰、麒麟等神话动物也算正确。

9. 抽象

让被试解释每一对词语在什么方面相类似,或者说他们有什么共性。

指导语:"请您说说桔子和香蕉在什么方面相类似?"如果被试回答的是一种具体特征(如,都有皮或都能吃等),那么只能再提示一次,"请再换一种说法,他们在什么方面相类似?"如果被试仍未给出准确回答(水果),则说"您说的没错,也可以说他们都是水果。"但不要给出其他任何解释或说明。在练习结束后,说"您再说说火车和自行车在什么方面相类似?"当被试回答完毕后,再进行下一组词,"您再说说手表和尺子在什么方面相类似?"不要给出其他任何说明或启发。

评分:共2分。只对后两组词的回答进行评分。回答正确,每组词分别给1分。

只有下列回答被视为正确:火车和自行车——运输工具、交通工具、旅行用的;手表和尺子——测量仪器、测量用的。

下列回答不能给分:火车和自行车——都有轮子;手表和尺子——都有数字。

10. 延迟回忆

指导语:"刚才我给您读了几个词让您记住,请您再尽量回忆一下,告诉我这些词都有什么?"对未经提示而回忆正确的词,在下面的空栏中打钩(√)作标记。

评分:共5分。在未经提示下自由回忆正确的词,每词计1分。

* 可选项目:

在延迟自由回忆之后,对于未能回忆起来的词,通过语义分类线索鼓励被试尽可能地回忆。经分类提示或多选提示回忆正确者,在相应的空栏中打钩(√)作标记。先进行分类提示,如果仍不能回忆起来,再进行多选提示。

指导语:"下列词语中哪一个是刚才记过的:鼻子,面孔,手掌?"

各词的分类提示和/或多选提示如下:

面孔:分类提示——身体的一部分;多选提示——鼻子、面孔、手掌;

天鹅绒:分类提示——一种纺织品;多选提示——棉布、的确良、天鹅绒;

教堂:分类提示——一座建筑;多选提示——教堂、学校、医院;

菊花:分类提示——一种花;多选提示——玫瑰、菊花、牡丹;

红色:分类提示——一种颜色;多选提示——红色、蓝色、绿色。

评分:线索回忆不记分。线索回忆只用于临床目的,为测试者分析被试的记忆障碍类型提供进一步的信息。对于提取障碍导致的记忆缺陷,线索可提高回忆成绩;如果是编码障碍,则线索无助于提高回忆成绩。

11. 定向力

指导语:"告诉我今天是什么日期。"如果被试回答不完整,则可以分别提示被试:"告诉我现在是[哪年,哪月,哪日,星期几]。"然后再问:"告诉我这是什么地方,它在哪个城市？"

评分：共 6 分。每正确回答一项给 1 分。被试必须回答精确的日期和地点(医院、诊所、办公室的名称)。日期上多一天或少一天都算错误，不给分。

总分：把右侧栏目中各项得分相加即为总分，受教育年限 ≤ 12 年则加 1 分，满分 30 分。≥ 26 分属于正常。

四、题目

具体题目如下：

视空间与执行功能		得分
	画钟表(11 点过 10 分)(3 分)	
[ ]　　　[ ]	轮廓[ ]指针[ ]数字[ ]	＿/5

命名		
	[ ]　　[ ]　　[ ]	＿/3

记忆	读出下列词语，然后由被试重复上述过程重复 2 次，5 分钟后回忆。		面孔	天鹅绒	教堂	菊花	红色	不计分
		第一次						
		第二次						

注意	读出下列数字，请被试重复(每秒 1 个)。	顺背[ ] 21854	
		倒背[ ] 742	＿/2

续表

视空间与执行功能		得分
读出下列数字,每当数字出现 1 时,被试敲 1 下桌面,错误数大于或等于 2 不给分。 [ ]52139411806215194511141905112		__/1
100 连续减 7　　　　　　[ ]93 [ ]86 [ ]79 [ ]72 [ ]65 4-5 个正确得 3 分,2-3 个正确得 2 分,1 个正确得 1 分,0 个正确得 0 分		__/3
语言	重复:　"我只知道今天张亮是来帮过忙的人"[ ] 　　　　"当狗在房间里的时候,猫总是藏在沙发下"[ ]	__/2
	流畅性:　在 1 分钟内尽可能多地说出动物的名字。[　　　　](N≥11 名称)	__/1
抽象	词语相似性:香蕉—桔子＝水果　[ ]火车—自行车 [ ]手表—尺子	__/2

延迟回忆	没有提示	面孔 [ ]	天鹅绒 [ ]	教堂 [ ]	菊花 [ ]	红色 [ ]	只在没 有提示 的情况 下给分	
选项	类别提示:							
	多选提示:							__/5
定向	[ ]星期 [ ]月份 [ ]年 [ ]日 [ ]地点 [ ]城市							__/6

正常 ≥ 26/30	总分　　　　__/30
	教育年限 ≤ 12 年加 1 分

五、施测

1. 因需要被试画图、识图、连线,提前准备好纸质版或电子版量表,纸质版量表需配备笔、纸和图册。

2. 被试在理解题意和选项的基础上,依次回答每一个题目。

3. MoCA 检查没有时间限制,当被试遇到困难的题目时,避免给予过多的压力,对被试的成功要进行表扬,建立亲善的关系,使被试感到舒适。

六、记分规则

每题得分:详见主要内容。

总分:将各题得分相加,为总分。满分为 30 分。

七、结果解释

量表总分 30 分,得分愈高表示认知功能愈好。英文原版的测试结果显示正常值

为 ≥ 26 分。

MoCA 的分析指标为总分,不能把单项分值视为相应的认知功能表现,也不能仅依据低于 MoCA 临界分值做出痴呆诊断,必须结合其他多种测试工具以及神经影像学数据和生化数据等。

第五节 | BABRI 记忆快速测评

一、目的

评估情景记忆能力。

二、概述

BABRI 记忆快速测评(BABRI episodic memory test,BABRI-EMT)以图片的形式,采用认知心理学中经典的编码 - 再认实验范式,能够检测被试的情景记忆能力,并且不受文化背景的影响,是筛查认知老化和神经退行性病变的敏感指标。

记忆快速测评是指对个人亲身经历的、发生在一定时间和地点的事件(情景)的记忆,情景记忆衰退是脑老化和痴呆相关疾病最敏感的认知表现。本测评十分适合在临床门诊和社区推广和应用。

三、主要内容

本测评包括讲解阶段、编码阶段和再认阶段。讲解阶段需说明编码和再认阶段的操作规则,解释自然物、人造物的意思。编码阶段按固定顺序呈现图片,共 20 张,被试判断图片是自然物还是人造物。再认阶段会按固定顺序呈现编码阶段出现过的图片及一些没出现过的图片,共 30 张,被试判断图片是否出现过。

四、题目

具体题目如下:

编码:

请判断下面将要出现的图片是自然物还是人造物,同时请记住这些图片,之后还要请您判断图片是否出现过。

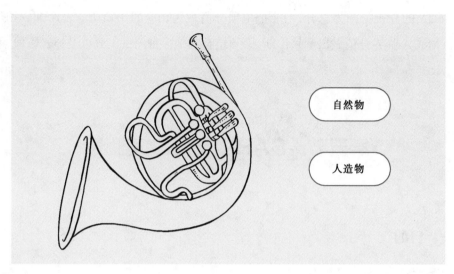

再认：

接下来请您判断下面的图片之前是否出现过。

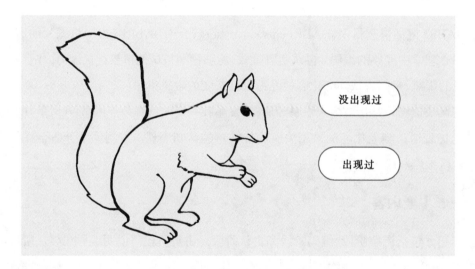

五、施测

1. 因需要让被试看图和记录被试的判断,提前准备好纸质版或电子版量表,纸质版量表需配备笔、图册。

2. 被试在理解操作的基础上,依次对每一张图片进行判断。

六、记分规则

每题得分:做出正确判断,记 1 分;做出错误判断,记 0 分。

七、结果解释

得分愈高,表示情景记忆能力愈好。

评判标准与年龄有关,基于中国人群大样本常模数据库,当得分超过特定值时,表示情景记忆能力正常,否则表示情景记忆能力异常。

第六节 | 听觉词语学习测验

一、目的

评估对词语的短时记忆、延迟回忆能力。

二、概述

听觉词语学习测验(auditory verbal learning test, AVLT)最初是 Rey 于 1964 年编制的,主要用于评价被试对词语的记忆力。在长期应用过程中,AVLT 演变出很多版本,不同的版本在学习回忆的次数、词语的常见性、是否进行再认等方面存在不同,但是都包括至少3 次的学习过程和延迟回忆。

复旦大学附属华山医院郭起浩等人于 2001 年参考加利福尼亚词语学习测验的设计原理,编制了听觉词语学习测验中文版,尽可能消除字数、词性、语音、字形和内隐编码等因素对记忆加工的影响,以利于分析语义加工过程。该测验对识别中国老年人的记忆损害、轻度认知障碍、阿尔茨海默病非常敏感,具有较好的信度和效度。随着年龄的增长,AVLT 正确数在减少,错误数在增加,70 岁和 80 岁是听觉词语记忆减退的两个转折点。

三、主要内容

1. **三次即时回忆** 被试听 12 个词语,听完后立即回忆;被试再次听相同的 12 个词语,听完后立即回忆;被试第三次听相同的 12 个词语,听完后立即回忆。

2. **短延迟回忆** 即时回忆任务后,被试进行其他非言语测验,大约 5 分钟后,回忆刚才的 12 个词语。

3. **长延迟回忆** 短延迟回忆任务后,被试进行其他非言语测验,大约 20 分钟后,回忆刚才的 12 个词语。

4. **再认** 被试听 24 个词语(包括 12 个学过词和 12 个未学词),回答是否学习过。

四、题目

具体题目如下:

即时回忆:

现在我会给您播放一些词语,请您仔细听,播放完之后请您开始回忆,回忆时不需要按顺序。

短延迟回忆:

现在请您回忆一下前面学习过的词语。

长延迟回忆:

现在请您回忆一下前面学习过的词语。

再认:

现在我要给您播放一些词语,这里面有些词语是您之前听过的,有些是没听过的,请您判断一下。

受测词语		测试 N	
		正确顺序	错误词语
1	大衣		
2	司机		
3	海棠		
4	木工		
5	长裤		
6	百合		
7	头巾		
8	蜡梅		
9	士兵		
10	玉兰		
11	律师		
12	手套		
总计 (正确词语个数)			

五、施测

1. 提前准备好纸质版或电子版量表,纸质版量表需配备笔。

2. 被试在理解题意的基础上,依次完成每一项任务。

3. 主试记录被试说出的词语。

六、记分规则

每题得分:对于每项任务,答对 1 词,记 1 分;答错或重复回答,记 0 分。

总分:总分有多种计算方法,其中一种方法是将三次即时回忆、短延迟回忆、长延迟回忆的得分相加,作为总分,此时满分为 60 分。

七、结果解释

总分愈高,表示听觉词语记忆力愈好。

评分标准与年龄有关,基于中国人群大样本常模数据库,当总分超过特定值时,表示听觉词语记忆正常,否则表示听觉词语记忆异常。

第七节 | 连 线 测 验

一、目的

主要用于评估执行功能,还可评估注意力、视空间能力、加工速度。

二、概述

连线测验(trail making test,TMT)是由 Partington 于 1938 年编制的,分 A、B 两部分,A 部分(TMT-A)要求被试按顺序连接纸上的 25 个数字,B 部分(TMT-B)要求按顺序交替连接 25 个数字和字母。TMT 用于评价被试的注意力、视空间能力、加工速度和执行功能,是目前最常用的神经心理测验之一,广泛应用于认知障碍的筛查和诊断。

考虑到一些中国老年人不熟悉英文字母,在文化公平的基础上对 TMT 进行了修订:将数字包含在正方形和圆形两种图形中,要求被试按照从小到大的顺序一方一圆交替进行地连接数字。连线测验中文修订版对轻度认知障碍患者有一定的辅助识别作用,对轻度阿尔茨海默病患者有较强的辅助识别作用。

三、主要内容

连线测验中文修订版分为 A、B 两部分，A 部分要求被试按从小到大的顺序，以最快的速度依次连接随机排列的 25 个数字，B 部分要求被试按从小到大的顺序依次连线，同时以方圆交替的顺序连接方形数字和圆形数字。

四、题目

具体题目如下：

请您从数字 1 开始，按照从小到大的顺序连线，连线的时候不要抬笔，连得越快越好。

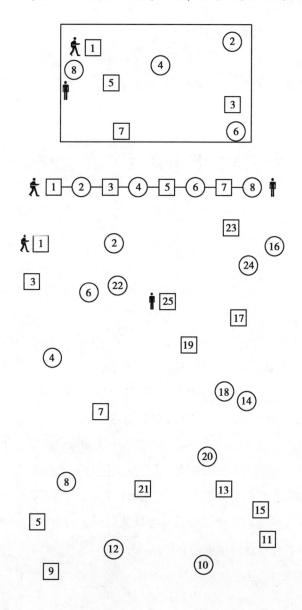

请您从数字 1 开始,按照从小到大的顺序连线,同时,您要注意数字的外边框,按照"一方一圆交替"的规则连线,即"方 1 圆 2 方 3 圆 4……"。

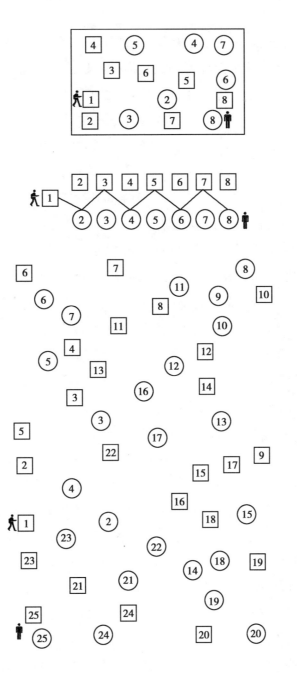

五、施测

1. 提前准备好纸质版或电子版量表,纸质版量表需配备笔、题本。

2. 被试在理解题意的基础上,依次完成每一项任务。

3. 正式测试时,主试计时,记录被试错误连接提醒的次数。

4. 正式测验时要实时关注被试连线情况,一旦出现连线错误、抬笔等情况时要及时纠正且计时不停。

测试按照 A 部分练习→A 部分测试→B 部分练习→B 部分测试的顺序进行。

首先将 A 部分练习表放在被试面前,给被试一支铅笔,并说:"这一页上有一些数字(指着数字)。请您从数字 1 开始(指着 1),按照 1 到 2(指着 2)、2 到 3(指着 3)、3 到 4(指着 4),以此类推,从小到大的顺序连线,直至到达终点(指着终点)。请您以最快的速度连线。准备,开始。"如果被试正确完成了练习,则进行 A 部分测试。如果被试在 A 部分练习时出错,应立即指出错误并加以解释。如果被试不能完成 A 部分练习,就握着他或她的手,用铅笔的反面,引导被试从头到尾尝试一次。然后再让被试独自尝试。必要时可重复进行解释或尝试,直到被试能够成功完成练习。

完成 A 部分练习后,将 A 部分测试表放在被试面前,并说:"很好,我们试试下一个。这一页上有一些数字(指着数字)。请您按照相同的方法。从数字 1 开始(指着 1),按照 1 到 2(指着 2)、2 到 3(指着 3)、3 到 4(指着 4),以此类推,从小到大的顺序连线,直至到达终点(指着终点)。请您以最快的速度完成。准备,开始。"当被试在测试时出现错误,应立即提醒被试回到正确的数字处,从那里继续进行测试。在纠正错误时,不要停止计时。A 部分测试时间的限制为 300 秒。完成 A 部分测试后,记录完成测试所用的时间,300 秒内未完成则记录为 300 秒,同时记录出现错误的次数。

接着进行 B 部分练习,说:"很好,现在我们来试试另一个。"将 B 部分练习表放在被试面前,说:"这一页上有一些方形的或圆形的数字。请您从方形数字 1 开始(指着方形 1),按照方形 1 到圆形 2(指着圆形 2)、圆形 2 到方形 3(指着方形 3)、方形 3 到圆形 4(指着圆形 4)、圆形 4 到方形 5(指着方形 5)的顺序连线,以此类推,直至到达终点(指着终点)。请注意,您要按照一方一圆交替的顺序连接数字,不要有遗漏。请您以最快的速度连线。准备,开始。"如果被试正确完成了 B 部分练习,则进行 B 部分测试。如果被试在 B 部分练习中出现错误,应立即指出错误并解释错误的原因。如果被试不能完成 B 部分测试,就握着他或她的手,用铅笔的反面,引导被试从头到尾尝试一次。然后再让被试独自尝试。必要时可重复进行解释或尝试,直到被试能够成功完成练习。

完成 B 部分练习后,将 B 部分测试表放在被试面前,并说:"很好,现在我们来试试另一个。这一页上有一些方形的或圆形的数字。请您从方形数字 1 开始(指着方形 1),按照方形 1 到圆形 2(指着圆形 2)、圆形 2 到方形 3(指着方形 3)、方形 3 到圆形 4(指着圆形 4)、圆形 4 到方形 5(指着方形 5)的顺序连线,以此类推,直至到达终点(指着终点)。请注意,您要按照一方一圆交替的顺序连接数字,不要有遗漏。请您以最快的速度连线。准备,开始。"当被试在测试时出现错误,应立即提醒被试,并握着被试的手,使铅笔回到上一个正确的位置,从那里继续进行测试。在纠正错误时,不要停止计时。B 部分测试时间的限制为 300 秒。记录完成测试所用的时间,300 秒内未完成则记录为 300 秒,同时记录出现错误的次数。

六、记分规则

TMT-A 得分:记录完成 TMT-A 正式测验所用的时间(以秒为单位),将其作为 TMT-A 得分。

TMT-B 得分:记录完成 TMT-B 正式测验所用的时间(以秒为单位),将其作为 TMT-B 得分。

七、结果解释

TMT-A 得分愈高,表示加工速度愈差;TMT-B 得分愈高,表示执行功能愈差。

TMT-A 和 TMT-B 评分标准与年龄有关,基于中国人群大样本常模数据库,当得分低于特定值时,表示加工速度或执行功能正常,反之则表示异常。

第八节 | BABRI 连线测验

一、目的

评估执行功能。

二、概述

BABRI 连线测验(BABRI-TMT)选用连线测验的 B 部分进行改编,将数字包含在正方形和圆形两种图形中,要求被试按从小到大的顺序一方一圆交替进行地连接数字。TMT-B 是常见的执行功能测验,反映的是快速视觉搜索、视觉空间排列和认知定势转移。相比于 TMT-A,TMT-B 得分更容易受到年龄、受教育程度的影响,能更好地区分正常老年人、痴呆风险人群和阿尔茨海默病患者,敏感度为 87%,特异性为 90%。

三、主要内容

按照练习→正式测试的顺序进行。

在练习时,被试熟悉操作规则,明白连线规则后,开始正式测试,按照规则从方形数字 1 连到数字 25。正式测试时需记录完成时间,作为测验得分。

四、题目

具体题目如下:

请您从数字 1 开始,按照从小到大的顺序连线,同时,您要注意数字的外边框,按照"一方一圆交替"的规则连线,即"方 1 圆 2 方 3 圆 4……"。

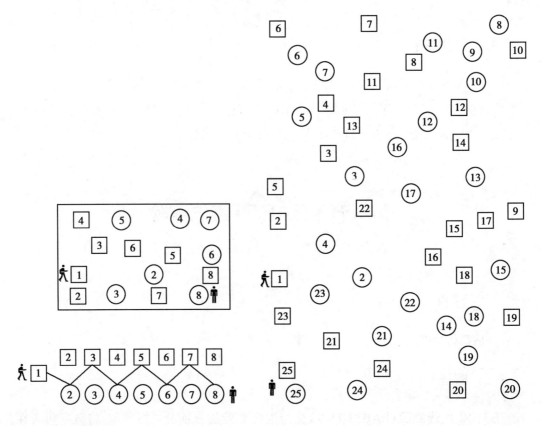

五、施测

1. 提前准备好纸质版或电子版量表,纸质版量表需配备笔、题本。

2. 被试在理解题意的基础上,依次完成每一项任务。

3. 正式测试时,主试计时,记录被试错误连接提醒的次数。

4. 正式测验时要实时关注被试连线情况，一旦出现连线错误、抬笔等情况时要及时纠正且计时不停。

六、记分规则

总分：记录完成正式测验所用的时间（以秒为单位），将其作为总分。

七、结果解释

总分愈高，表示执行功能愈差。

评分标准与年龄有关，基于中国人群大样本常模数据库，当总分低于特定值时，表示执行功能正常，反之则表示执行功能异常。

第九节 | 复杂图形测验

一、目的

评估视空间能力和空间记忆能力。

二、概述

复杂图形测验（complex figure test，CFT）是 Rey 于 1941 年首先开发的，后由 Osterrieth 详细阐述并将其标准化。此后，众多研究者相继绘制出难度相似的一系列图形，可供被试随访应用或前后测比较。在国外，CFT 是最常见的评估视空间能力和视觉记忆能力的测验方法，应用于不同年龄和多种疾病导致的认知障碍患者的记忆研究。CFT 为纯几何图形，无须汉化修订。

CFT 包括结构模仿和延迟回忆两部分。CFT 结构模仿得分不能识别轻度认知障碍，对轻度阿尔茨海默病诊断的敏感性亦不理想；CFT 延迟回忆得分对识别轻度认知障碍有一定作用，对于协助阿尔茨海默病诊断有较好的敏感性。

三、主要内容

CFT 分为结构模仿和延迟回忆。复杂图形由重复的正方形、长方形、三角形和各种其他形状组成。

结构模仿:在事先提醒需要回忆的情况下,被试先用彩色笔临摹复杂图形,待患者画出前 4 笔后换另一种颜色的笔继续画,主试记录临摹完该图的时间。

延迟回忆:临摹完成后,被试进行其他任务,20 分钟后,被试根据记忆重新描绘该图,主试记录重新描绘完该图的时间。

四、题目

具体题目如下:

请您在图纸上画出给定的图形,尽量准确完整地画出来。

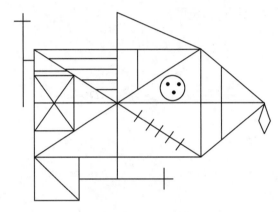

您还记得刚才画过的那个复杂图形吗? 现在请您在方框内,凭记忆画出那个图形。您记得多少就画多少。

五、施测

1. 提前准备好纸质版或电子版量表,纸质版量表需配备彩色笔、图册、题本。

2. 被试在理解题意的基础上,依次完成每一项任务。

3. 完成结构模仿任务后,主试开始计时,待 20 分钟后,被试开始做延迟回忆任务。

4. 分别记录完成结构模仿和延迟回忆任务所用的时间。

六、记分规则

评分时,将复杂图形分成 18 个记分单位,每个单位可得 0~2 分。根据所画图形和相对位置是否正确评分,最高分为 36 分。如果直线上有小波浪或直线轻微上斜或下斜不应扣分。

复杂图形测验得分包括 18 个单位:

1. 长方形外面左上角的十字形;

2. 大的长方形；

3. 交叉的对角线；

4. 长方形的水平中线；

5. 长方形的垂直中线；

6. 在大长方形内左侧的小长方形；

7. 在小长方形上的一条线段；

8. 在大长方形左上方的四条平行线；

9. 在大长方形外右上方的三角形；

10. 大长方形内 9 下面的小垂直线；

11. 大长方形内的圆圈及三点；

12. 大长方形内右下方对角线上的 5 条平行线；

13. 与大长方形右侧相连的三角形；

14. 与"13"三角形相连的菱形；

15. 在三角形 13 内的垂直线，与大长方形垂直线平行；

16. 在三角形 13 内的水平线，也是大长方形内的水平线中线的延续；

17. 大长方形下面的十字形；

18. 大长方形左下方的方形。

每个单位可得 0~2 分，全部正确（即图形和位置均正确）得 2 分，部分正确得 1 分，全错/没画得 0 分。

复杂图形模仿测验得分：将模仿图形中 18 项的各个得分相加，为复杂图形模仿测验得分。

复杂图形回忆测验得分：将回忆图形中 18 项的各个得分相加，为复杂图形回忆测验得分。

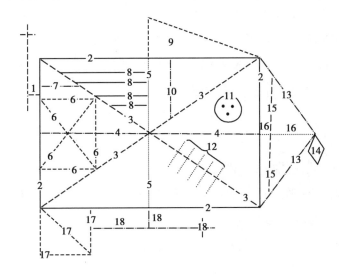

七、结果解释

复杂图形模仿测验得分愈高,表示视空间能力愈好;复杂图形回忆测验得分愈高,表示空间记忆能力愈好。

复杂图形模仿测验评分标准与年龄有关,基于中国人群大样本常模数据库,当总分超过特定值时,表示视空间能力正常,否则表示视空间能力异常。

复杂图形回忆测验评分标准与年龄有关,基于中国人群大样本常模数据库,当总分超过特定值时,表示空间记忆能力正常,否则表示空间记忆能力异常。

第十节 | 符号数字转换测验

一、目的

评估加工速度、注意力。

二、概述

符号数字转换测验(symbol digit modalities test,SDMT)是 Smith 于 1968 年编制的,主要用于评估被试的注意力,还可以反映视知觉能力、信息加工速度、运动速度等,对额叶和顶叶损害敏感。Sheridan 等以社区人群为研究对象的一项研究显示,SDMT 得分不受年龄、教育程度、性别和收入影响。SDMT 具有操作简单、易于实施、耗时短等优点。有笔试版和口试版两种版本,两种版本的相关性为 0.8,口试版可用于不能书写的被试及功能性磁共振(functional MRI,fMRI)研究。此处介绍的是笔试版,它已广泛用于各种神经疾病患者的认知功能评估之中,完成测试仅需约 2 分钟。

三、主要内容

按照练习→正式测试的顺序进行。

练习:被试熟悉规则,按照页面最上方数字与符号的对应关系,在下方表格的前 10 个数字下方,填入与之相配对的符号。

正式测试:完成练习部分后,被试按照页面最上方的图解,在下方表格的每个数字下方,以最快的速度填入与之相配对的符号,在 90 秒内正确填写的符号个数为最后得分。

四、题目

具体题目如下:

请您看,此处(指着示例)有 1~9 几个数字,每个数字都对应着不同的符号。下面的格子里只有数字没有符号,要请您根据数字,将它对应的符号填在下面。我们先来做个练习……

现在请您从这里开始(指着)按顺序填写,要尽量快而准确,做完第一排再做下一排,每一排都是从左往右填(指着)。预备,开始!

符号数字转换测验(SDMT)

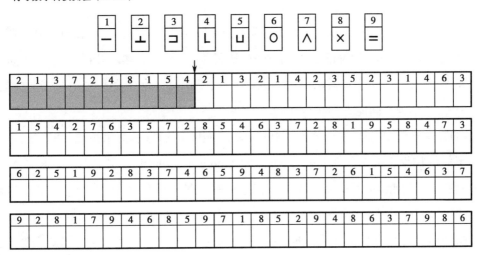

五、施测

1. 提前准备好纸质版或电子版量表,纸质版量表需配备笔、题本。

2. 被试在理解题意的基础上,按顺序完成任务。

3. 正式测试时,主试计时,90 秒结束。

六、记分规则

总分:记录正式测验中被试填写的正确答案的个数,将其作为总分。

七、结果解释

总分愈高,表示加工速度愈好。

评分标准与年龄有关,基于中国人群大样本常模数据库,当总分超过特定值时,表示加工速度正常,否则表示加工速度异常。

第十一节 | 画 钟 测 验

一、目的

主要用于评估视空间能力。

二、概述

画钟测验（clock drawing test，CDT）常用于筛查视空间知觉和视构造觉的功能障碍，还可以反映语言理解、短时记忆、数字理解、执行能力，对顶叶和额叶损害敏感。常用的施测和评分方法是：①要求被试模仿已画好的钟，反映视空间知觉能力；②要求被试自己画一个钟，评估视空间能力和执行功能。

CDT 得分与 MMSE 的相关性为 0.82~0.85，能区分 83% 的痴呆被试，并能区分 92% 伴和不伴结构损害的痴呆被试。Brodaty 和 Moore 于 1997 年研究发现，在 28 名 AD 患者中只有 20 名 MMSE 得分低于 24 分，但通过画钟测验则发现 24 名被试有认知功能缺损。这项研究结果显示画钟测验从正常人中检出 AD 的敏感性是 86%，特异性是 96%。

画钟测验具有简便、耗时短、准确性高、不易受文化背景、教育程度的影响等特点，在门诊非常实用。但是单独应用它进行痴呆筛查时效度偏低，常与 MMSE 联合使用。

三、主要内容

请被试画一个钟面并把数字标在正确的位置上。画好后，请被试把指针标于 1 点 50 分的位置。

四、题目

具体题目如下：

指导语：请您在下方空白处画一个钟表的表盘，把数字和指针都标上，表上显示的时间是 1 点 50 分。

五、施测

1. 提前准备好纸、笔。

2. 被试在理解操作的基础上,在纸上画钟。

六、记分规则

CDT有多种评分方法,此处介绍的是3分法、4分法、5分法、7分法、10分法和30分法。

3分法:评分方法见表4-1。

表4-1 3分法评分方法

项目	得分
画好一个封闭的圆	1分
正确标出12个数字	1分
将指针置于正确的位置	1分

评分<3分表明执行功能下降

4分法:评分方法见表4-2。

表4-2 4分法评分方法

项目	得分
画好一个封闭的圆	1分
12个数字均没有遗漏	1分
数字的位置及顺序准确	1分
将指针置于正确的位置	1分

评分<4分表明执行功能下降

5分法:评分方法见表4-3。

表4-3 5分法评分方法

项目	得分
画好一个封闭的圆	1分
12个数字均没有遗漏	1分
数字的位置及顺序正确	1分
画出2个指针	1分
将指针置于正确的位置	1分

评分<5分表明执行功能下降

7分法(要求被试在已有的圆圈内画出钟面)

评分方法:用2条线将钟面分成4个象限,其中一条线通过12和中央点,另外一条线垂直平分第一条线,从12开始按照顺时针方向计数每个象限中的数字,每个数字只能计数一次。如果某个数字落在直线上，则将其归于参考线顺时针方向的象限。每个象限中应有3个数字，其中第一、二、三象限中的数字数目只要有错误，则计1分，第四象限中的数字数目有错误计4分。最高分为7分，得分越高表示执行功能越差，≤3分为正常。

10分法：评分方法见表4-4。

表4-4 10分法评分方法

项目	得分
画好一个封闭的圆	2分
12个数字的位置及顺序正确	4分
指针的位置和大小正确	4分

30分法：评分方法见表4-5。

表4-5 30分法评分方法

项目	得分	项目	得分
锚定"12,3,6,9"四个点	4分	中央点位置准确	1分
写出所有数字	4分	钟面完整	1分
所有数字在钟面圆圈内	3分	有时针和分针	2分
数字顺时针排列	1分	时针指向正确	2分
1~12数字次序正确	1分	分针指向正确	2分
"12,3,6,9"分布对称	2分	分针比时针长	2分
其他8个数字的位置	3分	时针和分针都有箭头	2分

七、结果解释

在每一种评分方法下（7分法除外），总分愈高，表示视空间能力愈好。

评分标准详见记分规则。基于中国人群大样本常模数据库，当基于30分法的得分超过特定值时，表示视空间能力正常，否则表示视空间能力异常。

第十二节 | BABRI画钟测验

一、目的

快速评估视空间能力。

二、概述

BABRI 画钟测验(BABRI-CDT)让被试在电子设备上操作,无需纸笔,便于大规模使用和收集数据。

三、主要内容

请被试在电子设备的屏幕上依次选择相应的钟面轮廓、钟面数字、时针和分钟,组合成一个指示 1 点 50 分的钟面。

四、题目

具体题目如下:

BABRI 画钟测验

指导语:请您依次选择正确的元素,组合出时间为 1 点 50 分的钟面。

请您选择钟面轮廓。

请您选择钟面数字。

请您选择钟面时针。

请您选择钟面分针。

五、施测

1. 提前准备好电子版量表。
2. 被试在理解操作的基础上,依次选择钟面元素。

六、记分规则

每题得分:正确选择轮廓,记 1 分,选错记 0 分;正确选择所有钟面数字,记 1 分,否则记 0 分;正确选择时针和分针,记 1 分,否则记 0 分。

总分:将各题得分相加,为总分。满分为 3 分。

七、结果解释

总分愈高,表示视空间能力愈好。

基于中国人群大样本常模数据库,当总分超过特定值时,表示视空间能力正常,否则表示视空间能力异常。

第十三节 | BABRI 工作记忆测评

一、目的

评估工作记忆能力。

二、概述

BABRI 工作记忆测评（BABRI working memory test，BABRI-WMT）采用数字 n-back 范式，可评估工作记忆和记忆刷新能力。数字 n-back 范式需要比较眼前出现的数字与其前面第 n 个数字是否相同。当 n=1 时，比较当前数字和与它相邻的前一个数字是否相同；当 n=2 时，则比较当前数字和与它前面隔一个位置上的数字是否相同。工作记忆是一种对信息进行暂时加工和贮存的容量有限的记忆系统，在许多复杂的认知活动中起重要作用。轻度认知障碍和痴呆患者的工作记忆损伤严重。

三、主要内容

本测评采用 2-back 范式，包括练习部分、正式测评 1 和正式测评 2。练习部分让被试熟悉操作规则，正式测评让被试正式作答。正式测评 1 与正式测评 2 的规则是相同的。

四、题目

具体题目如下：

练习

指导语：如果间隔一个数字后，出现相同的数字，请按相同按钮，否则不按键。

正式测评 1

指导语：下面开始正式测试。如果间隔一个数字后，出现相同的数字，请按相同按钮，否则不按键。

正式测评 2

指导语：下面开始正式测试。如果间隔一个数字后，出现相同的数字，请按相同按钮，否则不按键。

五、施测

1. 提前准备好电子版量表。
2. 被试在理解操作的基础上,依次完成任务。

六、记分规则

正式测评 1 得分:以正确率作为得分,正确率 = 正确操作的次数 / 需要操作的次数 ×100。满分为 100 分。

正式测评 2 得分:以正确率作为得分,正确率 = 正确操作的次数 / 需要操作的次数 ×100。满分为 100 分。

总分:(正式测评 1 得分 + 正式测评 2 得分)/2

七、结果解释

总分愈高,表示工作记忆能力愈好。

评判标准与年龄有关,基于中国人群大样本常模数据库,当总分超过特定值时,表示工作记忆能力正常,否则表示工作记忆能力异常。

第十四节 | 词语流畅性测验

一、目的

评估言语能力。

二、概述

词语流畅性测验(verbal fluency test,VFT)是由 Thurstone 等于 1962 年首次提出的,应用于痴呆临床诊断和检测优势半球额叶及颞叶的功能,主要评价被试的言语能力、语义记忆和执行功能等。测验要求被试在规定时间内尽可能多地说出某一类词语。可分为语义流畅性、语音流畅性和动作流畅性,其中语义流畅性测验又称快速词汇分类测验(rapid verbal retrieve,RVR),是目前我国应用最多的词语流畅性测验。英文原版测验显示阿尔茨海默病患者在语义流畅性中的损害最为明显,而中文版测验显示语音流畅性得分较语义流畅性低,且受教育程度影响大,在低教育水平组(文盲至初中)中应用时灵敏度不高,可在教育程度较高组(高中及以上)中结合语义流畅性应用,增加测验的灵敏度。VFT测试方法简单易行、耗时短,便于在门诊进行。与Boston命名、连线测验等比较均呈现较好的相关性,对诊断阿尔茨海默病有较好的敏感性和特异性。

语义流畅性常采用分类词语流畅性测验(category verbal fluency test,CVFT),即在1分钟内尽量多地说出动物类、蔬菜类或水果类的词语。

三、主要内容

本测评包括3个子测验,被试分别在1分钟内尽量多地说出动物类、蔬菜类、水果类的词语,主试记录被试所说出的正确词语的个数。

四、题目

具体题目如下:

动物流畅性

指导语:下面请您在1分钟的时间里尽可能多地说出动物的名字。您准备好就可以开始说了。

被试在1分钟内说出的动物名称共 ____ 个。

水果流畅性

指导语:下面请您在1分钟的时间里尽可能多地说出水果的名字。您准备好就可以开始说了。

被试在1分钟内说出的水果名称共 ____ 个。

蔬菜流畅性

指导语:下面请您在1分钟的时间里尽可能多地说出蔬菜的名字。您准备好就可以开始说了。

被试在1分钟内说出的蔬菜名称共 ____ 个。

五、施测

1. 提前准备好纸质版或电子版量表,纸质版量表配上笔和词语记录表。

2. 被试在理解操作的基础上,依次完成任务。

六、记分规则

总分:计算被试说出的动物、水果、蔬菜名称的总数,将其作为总分。

七、结果解释

总分愈高,表示言语能力愈好。

评判标准与年龄有关,基于中国人群大样本常模数据库,当总分超过特定值时,表示言语能力正常,否则表示言语能力异常。

第十五节 | BABRI 视觉词图匹配测验

一、目的

评估言语能力,主要是语言理解能力。

二、概述

言语能力测评采用 BABRI 视觉词图匹配测验(BABRI word-figure matching test,BABRI-WFMT),主要考察字形加工、提取词汇的语义等认知能力,相关脑区主要为枕叶、颞叶和额叶。轻度认知障碍和痴呆患者早期词语表达力、理解力会出现损伤。

三、主要内容

本测评共18题,每题均呈现两张图片和一个词语,被试需要找出与词语匹配的图片。其中9道题的词语是名词,另外9道题的词语是动词。

四、题目

具体题目如下:

指导语:下面您每次会看到两张图,一个词。请从两幅图形中选出跟词对应的那张图。

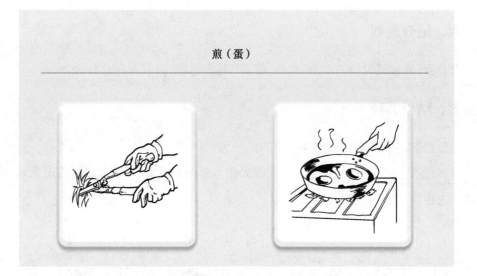

煎（蛋）

五、施测

1. 提前准备好纸质版或电子版量表,纸质版量表配上笔和图册。
2. 被试在理解操作的基础上,依次完成任务。

六、记分规则

总分:计算正确率,得分＝回答正确的题目数/18×100。满分为100分。

七、结果解释

总分愈高,表示言语能力愈好。

基于中国人群大样本常模数据库,当总分超过特定值时,表示言语能力正常,否则表示言语能力异常。

第十六节 | Hachinski 缺血量表

一、目的

多用于阿尔茨海默病和血管性痴呆的鉴别诊断。

二、概述

Hachinski 缺血量表（Hachinski ischemic scale,HIS）由 Hachinski 于 1975 年编制,其后 Rosen 等作了修改,即"改良的局部缺血量表",国内已有修订版,多用于阿尔茨海默病和血管性痴呆（VaD）的鉴别诊断。

该量表的优点是操作简单,易掌握。Rosen 等采用 HIS 和组织病理学进行对照研究,认为 HIS 对痴呆的病因鉴别是可靠的,鉴别多发梗死性痴呆（MID）和 AD 的敏感性和特异性均大于 70%。

但是 HIS 也存在缺点:它对识别单纯的 VaD 和非 VaD 的效果较好,对其他病因或混合病因所致的痴呆难以鉴别;HIS 未认识到无梗死的慢性缺血也可以引起 VaD,不能区分 VaD 的主要亚型;它缺乏操作指南,没有明确规定局灶性神经系统症状和体征的含义;它没有包括现代影像学检查,也没有强调痴呆和脑血管病两者之间的关系。如将 HIS 用于流行病学调查可导致多发梗死性痴呆的过度诊断。

在研究工作中,HIS 主要用于痴呆的鉴别诊断,有助于排除具有血管性因素的被试。

三、主要内容

HIS 由描述患者临床症状的 13 个题目组成,根据患者实际情况选择是或否。

四、题目

具体题目如下:

项目	是	否
1. 急性起病	2分	0分
2. 阶梯性恶化	1分	0分
3. 波动性病程	2分	0分
4. 夜间谵妄	1分	0分
5. 人格保持良好	1分	0分
6. 抑郁	1分	0分
7. 诉说躯体症状	1分	0分
8. 情绪不稳定	1分	0分
9. 既往有高血压史	1分	0分

续表

项目	是	否
10. 脑卒中病史	2分	0分
11. 合并动脉硬化	1分	0分
12. 神经系统局灶性症状	2分	0分
13. 神经系统局灶性体征	2分	0分

五、施测

1. 提前准备好纸质版或电子版量表,纸质版量表配上笔。

2. 该量表一般由医生完成,医生根据患者的实际情况选择是或否。

六、记分规则

每题得分:第1题、第3题、第10题、第12题、第13题选"是"记2分,其他题目选"是"记1分;选"否"记0分。

总分:将各题得分相加,为总分。满分为18分。

七、结果解释

评分越高,血管性痴呆的可能性越大;得分 ≤ 4分属阿尔茨海默病, ≥ 7分属血管性痴呆。Rosen法仅取其中9个项目,总分13分,>4分属血管性痴呆。

第十七节 帕金森病综合评分量表

一、目的

综合评估帕金森病患者的精神、行为、情绪、日常生活能力、运动功能、疾病发展过程中的并发症。

二、概述

帕金森病综合评分量表(unified Parkinson's disease rating scale,UPDRS)又叫帕金森病统

一评分量表,是综合评价帕金森病患者症状和生活质量的常用量表,完整版 UPDRS 可以对帕金森病患者的精神行为状态、日常生活功能、运动功能、疾病发展程度、治疗后的状态、治疗的副作用和并发症等方面做出客观的评判。UPDRS 具有较高的信度和效度,适于临床推广。

三、主要内容

帕金森病综合评分量表包括四部分,共 42 道题。第一部分用于判断帕金森病患者的精神、行为和情绪(由医生评估填写),第二部分用于评估患者的日常生活能力(由患者填写),第三部分用于评估运动功能(由医生评估填写),第四部分用于评估疾病发展过程中的并发症(由医生评估填写)。

四、题目

具体题目如下:

第一部分:精神、行为和情绪(第 1~4 题)

1. 智力影响

(0)无。

(1)轻度,如健忘。

(2)中度记忆丧失,定向力障碍,处理较复杂问题吃力,日常生活中有时需别人提醒或督促。

(3)严重记忆丧失伴时间、有时空间定向力障碍。处理问题能力严重障碍。

(4)严重记忆丧失,仅保留人物定向力,不能做出判断或解决问题,需人照理,根本不能独处。

2. 思维混乱

(0)无。

(1)多梦。

(2)良性幻觉,自知力尚保留。

(3)经常性幻觉或妄想症,自知力丧失,可与日常生活混淆。

(4)持续的幻觉、幻想或变态心理,不能自理。

3. 抑郁

(0)无。

(1)有时明显的沮丧感或负罪感,但不超过数天或数周。

(2)持续性抑郁超过数周。

(3)持续性抑郁伴随自主神经症状,失眠、焦虑、淡漠和体重减轻。

(4)持续性抑郁,自主神经症状,自杀念头或倾向。

4. 进取性

(0)正常。

(1)缺乏自信,较被动。

(2)丧失进取性,对非常规事物不关心。

(3)丧失进取性,对日常事物漠不关心。

(4)完全丧失主动性和进取性。

第二部分:日常活动(第5~17题)

5. 语言

(0)正常。

(1)轻度影响,但能听清楚。

(2)中度影响,有时需要重复语句。

(3)严重影响,经常被要求重复所讲内容。

(4)多数情况下不能被理解。

6. 流涎

(0)正常。

(1)轻度,口水较多,可能有夜间流涎。

(2)中度,口水明显较多,有少量流涎。

(3)口水很多,流涎。

(4)严重流涎,需不断擦拭。

7. 吞咽

(0)正常。

(1)少见噎食。

(2)经常噎食。

(3)需进流食。

(4)需下胃管鼻饲。

8. 书写

(0)正常。

(1)速度较慢,字体较小。

(2)速度明显缓慢,字体小,但能识别。

(3)严重障碍,有些字不能识别。

(4)几乎所有的字都不能识别。

9. 使用筷子

(0)正常。

(1)有些慢且笨拙,但不需帮助。

(2)慢而笨拙,有时需要帮助。

(3)不能夹食物,但可进食自己碗里的食物。

(4)需别人喂食。

10. 穿衣

(0)正常。

(1)有些慢,但不需帮助。

(2)有时需要帮助系纽扣等。

(3)需要帮助穿衣,但自己能做一部分。

(4)完全需要帮助。

11. 清洁

(0)正常。

(1)有些慢,但不需帮助。

(2)洗漱很慢,洗澡时需别人帮助。

(3)需别人帮助洗漱和梳理头发。

(4)完全需要帮助。

12. 床上翻身

(0)正常。

(1)有些慢,且笨拙,但不需帮助。

(2)可自己翻身,但非常困难。

(3)在别人的帮助下翻身。

(4)完全需要别人的帮助。

13. 摔倒(与僵住无关)

(0)无。

(1)很少发生。

(2)有时,但每天少于一次。

(3)平均每天摔倒一次。

(4)每天摔倒一次以上。

14. 行走时僵住

(0)无。

(1)行走时很少僵住,可能有些迟缓。

(2)行走时有时会僵住。

(3)行走时经常会僵住,有时会因此摔倒。

(4)经常因为僵住摔倒。

15. 行走

(0)正常。

(1)轻度困难,可能不摆臂或有点拖腿。

(2)中度困难,但很少需要帮助。

(3)严重行走障碍,需要帮助。

(4)尽管在帮助下也不能行走。

16. 震颤

(0)无。

(1)轻度,且不经常发生。

(2)中度,对患者构成影响。

(3)严重,影响许多活动。

(4)严重影响所有活动。

17. 与帕金森病有关的感觉异常

(0)无。

(1)有时有麻木、麻刺或轻度疼痛。

(2)经常麻木、麻刺或疼痛,无太大痛苦。

(3)经常性疼痛感。

(4)非常厉害的疼痛。

第三部分:运动功能(第18~31题)

18. 语言

(0)正常。

(1)轻度影响表情、发音和音量。

(2)中度影响,语音单调、口吃但尚可理解。

(3)严重影响,很难听懂。

(4)完全听不懂。

19. 面部表情

(0)正常。

(1)面部表情轻微受影响。

(2)面部表情轻度受影响,但明显减少。

(3)面部表情中度受影响,嘴唇有时不能闭合。

(4)面具脸严重,完全丧失面部表情,嘴唇张开1cm或更大。

20. 静止性震颤(如捻丸样震颤)

(0)无。

(1)轻度,有时发生。

(2)幅度中等,间歇性发生。

(3)幅度中等,多数情况下存在。

(4)幅度大,持续存在。

21. 手的动作震颤或姿势震颤

(0)无。

(1)轻度,有时发生。

(2)幅度中等,动作时发生。

(3)幅度中等,一定姿势时或动作时发生。

(4)幅度大,影响进食。

22. 肌僵直(患者坐位且放松,检查肢体)

(0)无。

(1)轻度,只能在患者做另一个动作而转移注意力时察觉到(忽略齿轮样僵直)。

(2)轻度到中度。

(3)明显僵硬,但仍较容易完成完整动作。

(4)严重僵硬,难以完成完整动作。

23. 手指捏合(拇指和示指最大幅度、最快频率的捏合)

(0)正常(>15次/5秒)。

(1)频率较慢、幅度较小(11次/5秒~14次/5秒)。

(2)明显障碍,早衰、可有间歇(7次/5秒~10次/5秒)。

(3)严重障碍,包括启动困难、中途间歇(3次/5秒~6次/5秒)。

(4)几乎不能伸展示指(0~2 次/5 秒)。

24. 手的运动功能(完全伸展、完全攥紧)

(0)正常。

(1)频率较慢、幅度较小。

(2)明显障碍,早衰、可有间歇。

(3)严重障碍,包括启动困难、中途间歇。

(4)几乎不能完成。

25. 手的快速交替运动(手掌、手背交替拍打另一只手的手掌)

(0)正常。

(1)频率较慢、幅度较小。

(2)明显障碍,早衰、可有间歇。

(3)严重障碍,包括启动困难、中途间歇。

(4)几乎不能完成。

26. 膝关节屈曲状态下腿的灵活性(坐位时抬起脚约 10cm,用后跟拍打地面)

(0)正常。

(1)频率较慢、幅度较小。

(2)明显障碍,早衰、可有间歇。

(3)严重障碍,包括启动困难、中途间歇。

(4)几乎不能完成。

27. 从有扶手的椅子上起立

(0)正常。

(1)较慢,可能需要努力一次以上。

(2)需双手在扶手上用力。

(3)起立后有后倒倾向,可能需要努力一次以上,但无需别人的帮助。

(4)自己不能站起。

28. 姿势

(0)正常直立。

(1)背微驼,可见于正常老年人。

(2)明显异常驼背,可向一侧微倾。

(3)驼背伴随脊柱弯曲,可明显向一侧倾斜。

(4)严重姿势异常。

29. 步态

(0)正常。

(1)行走缓慢,可有拖步、碎步,但无慌张步态。

(2)行走困难,但基本不需帮助,可有慌张步态。

(3)严重障碍,需要帮助。

(4)在帮助下亦不能行走。

30. 姿势的稳定性(患者站立位,睁眼,双脚适度分离,对背后检查者突然拉动双肩的动作有心理准备)

(0)正常。

(1)后倒,但自己能恢复。

(2)无姿势反射,需检查者帮助才能避免摔倒。

(3)非常不平衡,随时可能自己摔倒。

(4)在帮助下才能站立。

31. 身体的动作缓慢和动作减少(动作慢、迟疑、摆臂幅度小以及一般性动作缺乏)

(0)无。

(1)轻微减慢和幅度减小,可见于有些正常人,有时难以判别。

(2)中度缓慢、动作缺乏和一定程度的活动幅度减小。

(3)明显缓慢、动作缺乏和活动幅度小。

(4)严重缓慢、动作贫乏和活动幅度很小。

第四部分:治疗的并发症(第32~42题,记录过去1周的情况)

Ⅰ.异动症(指左旋多巴诱导的不随意运动)

32. 持续的时间(按非睡眠时间计算)

(0)无。

(1)每天 1%~25%。

(2)每天 26%~50%。

(3)每天 50%~75%。

(4)每天 76%~100%。

33. 病残度

(0)无。

(1)轻度病残。

(2)中度病残。

(3)严重病残。

(4)完全病残。

34. 痛性异动症

(0)无。

(1)轻度疼痛。

(2)中度疼痛。

(3)严重疼痛。

(4)难以忍受。

35. 肌肉晨痉挛(痛性痉挛、扭曲,尤其发生在踝关节)

(0)否

(1)是

Ⅱ. 波动现象

36. "关"状态可预测吗(如服药后的一定时间)?

(0)是

(1)否

37. 是否有不可预测的"关"状态发生(如服药后的一定时间)?

(0)否

(1)是

38. "关"状态来得突然吗?

(0)否

(1)是

39. 患者清醒时平均多长时间处于"关"状态?

(0)无。

(1)每天 1%~25%。

(2)每天 26%~50%。

(3)每天 50%~75%。

(4)每天 76%~100%。

Ⅲ. 其他并发症

40. 患者是否厌食、恶心或呕吐?

(0)否

(1)是

41. 患者是否存在睡眠紊乱,如失眠或特别倦怠、经常打盹?

(0)否

(1)是

42. 站立时是否有低血压或感觉头晕?　［如服用氟氢可的松(Florinef),请回答"是"］

(0)否

(1)是

五、施测

1. 提前准备好纸质版或电子版量表,纸质版量表配上笔。

2. 该量表一般由医生完成,医生根据患者的实际情况选择答案。

3. UPDRS 评分时需注明患者是处于开还是关的状态,因为帕金森病患者在服用了左旋多巴、多巴丝肼等药物后会出现开或关的状态,在两种状态下评分是不同的。

六、记分规则

每题得分:第 1~3 部分每题选项对应 0~4 分,第 4 部分中除一些题目的选项为是(记 1 分)或否(记 0 分)外,其他题目的选项对应 0~4 分。

总分:将各题得分相加,为总分。满分为 154 分。各分量表满分分别为 16 分、52 分、56 分、30 分。

七、结果解释

评分越高,患者症状越严重。

第十八节 | 数字广度测验

一、目的

评估工作记忆广度。

二、概述

数字广度测验（digit span test，DST）是韦氏成人智力量表的一部分，主要用于评价被试的注意力和工作记忆广度。工作记忆（working memory，WM）是一个允许同时贮存和管理临时信息过程的有限容量系统，是使信息有益于得到更深一步加工而在活动过程中维持和管理临时信息的过程。工作记忆是人类完成语言理解、阅读、运算和推理等高级认知活动不可缺少的基本认知能力，工作记忆广度的大小直接影响着人类完成高级认知活动的效率。

三、主要内容

本测验分为顺背和倒背两部分，要求被试按照顺序或者倒序复述数字，分别记录正确的数目。

四、题目

具体题目如下：

顺背数字广度指导语："下面请您仔细听我说一些数字，当我说完时，请您照样背出来。"测试者按照每秒钟 1 个数字的速度读出每组数字，当某一项目中的两组数字全部错误时即终止测验。

倒背数字广度指导语："下面我再说一些数字，您仔细听。当我说完时请您按我说的数字顺序倒着背出来。"测试者按照每秒钟 1 个数字的速度读出每组数字，当某一项中的两组数字全部错误时即终止测验。

顺背			倒背		
每组 3 个数	第一组	5-8-2	每组 2 个数	第一组	2-4
	第二组	6-9-4		第二组	5-8
每组 4 个数	第一组	6-4-3-9	每组 3 个数	第一组	6-2-9
	第二组	7-2-8-6		第二组	4-1-5
每组 5 个数	第一组	4-2-7-3-1	每组 4 个数	第一组	3-2-7-9
	第二组	7-5-8-3-6		第二组	4-9-6-8
每组 6 个数	第一组	6-1-9-4-7-3	每组 5 个数	第一组	1-5-2-8-6
	第二组	3-9-2-4-8-7		第二组	6-1-8-4-3

续表

顺背			倒背		
每组 7 个数	第一组	5-9-7-1-4-2-8	每组 6 个数	第一组	5-3-9-4-1-8
	第二组	4-1-7-9-3-8-6		第二组	7-2-4-8-5-6
每组 8 个数	第一组	5-8-1-9-2-6-4-7	每组 7 个数	第一组	8-1-2-9-3-6-5
	第二组	3-8-2-9-5-1-7-4		第二组	4-7-3-9-1-2-8
每组 9 个数	第一组	2-7-5-8-6-2-5-8-4	每组 8 个数	第一组	9-4-3-7-6-2-5-8
	第二组	7-1-3-9-4-2-5-6-8		第二组	7-2-8-1-9-6-5-3
每组 10 个数	第一组	5-2-7-4-9-1-3-7-4-6	每组 9 个数	第一组	6-3-1-9-4-3-6-5-8
	第二组	4-7-2-5-9-1-6-2-5-3		第二组	9-4-1-5-3-8-5-7-2
每组 11 个数	第一组	4-1-6-3-8-2-4-6-3-5-9	每组 10 个数	第一组	6-4-5-2-6-7-9-3-8-6
	第二组	3-6-1-4-9-7-5-1-4-2-7		第二组	5-1-6-2-7-4-3-8-5-9
每组 12 个数	第一组	7-4-9-6-1-3-5-9-6-8-2-5			
	第二组	6-9-4-7-1-9-7-4-2-5-9-2			

五、施测

1. 提前准备好纸质版或电子版量表,纸质版量表配上笔。

2. 先做顺背,被试连续背错两次则结束顺背,开始倒背。

3. 倒背连续错两次则结束倒背。

六、记分规则

得分:每正确回答一个数列计 1 分。顺背得分 = 顺背数字正确数,逆背得分 = 逆背数字正确数,总分 = 顺背数字正确数 + 逆背数字正确数。

总分:将各题得分相加,为总分。满分为 19 分。

七、结果解释

评判标准受教育程度影响,文盲组 >5 分属于正常,小学文化程度组 >6 分属于正常,初中及以上文化程度组 >7 分属于正常。

第十九节 | Stroop 色词测验

一、目的

评估执行功能。

二、概述

Stroop 色词测验（Stroop color-word test，Stroop-CWT）是 Stroop 教授于 1935 年编制的，主要用于评价被试的执行功能，对额叶损害敏感。Stroop 色词测验与连线测验、词语流畅性测验相关。在长期的应用过程中，Stroop 色词测验演变出不同的版本，测验者可通过增加卡片张数、每张卡片字数和颜色种类数增加测验的复杂性和难度。有研究显示脑损伤患者在色词任务中分辨绿色、蓝色的错误率较红色、黄色有增高趋势。中文版 Stroop 色词测验识别轻度 AD 的敏感性为 80.4%，特异性为 86.2%。

三、主要内容

此处介绍的是应用最多的中等难度版本，包括 3 张卡片，卡片 A 有 50 个表示颜色的汉字，共有黄、红、蓝、绿 4 种汉字，被试读出这些汉字的字义；卡片 B 有 50 个颜色圆点，共 4 种颜色，被试读出这些圆点的颜色；卡片 C 有 50 个带有颜色的汉字，共有 4 种颜色，同时这些汉字的字义也表示颜色，共有黄、红、蓝、绿 4 种汉字，被试读出这些汉字的颜色。

四、题目

具体题目如下：

指导语：*请您从左到右尽量快而正确地读出以下汉字。*

黄	红	蓝	黄	绿	红	蓝	红	蓝	黄
蓝	黄	黄	蓝	红	蓝	黄	绿	绿	红
红	绿	绿	红	绿	绿	绿	黄	红	绿
绿	蓝	蓝	黄	黄	黄	红	红	黄	绿
黄	红	绿	黄	蓝	绿	红	绿	绿	蓝

指导语: 请您从左到右尽量快而正确地读出以下颜色的名称。

指导语: 请您从左到右尽量快而正确地读出以下颜色的名称,注意不是读字的读音。比如第一个读作绿,而不是蓝。如果您理解了,可以开始答题。

蓝	绿	红	蓝	黄	绿	黄	蓝	黄	红
绿	蓝	绿	红	绿	黄	蓝	红	蓝	黄
蓝	红	蓝	绿	红	黄	红	蓝	绿	黄
红	黄	红	蓝	绿	蓝	绿	黄	蓝	黄
红	蓝	黄	红	绿	蓝	黄	红	蓝	黄

五、施测

1. 提前准备好纸质版或电子版量表,纸质版量表配上笔和卡片。
2. 进行测试前须排除文盲、色盲和色弱者。

六、记分规则

评价指标包括完成每张卡片的耗时、正确阅读数等,干扰效应由完成卡片 C 和卡片 B 的耗时差和正确阅读数之差表示。

七、结果解释

耗时越长,正确阅读数越少,表示执行功能越差。卡片 C 和卡片 B 的耗时差越低,正确阅读数之差越小,表示抑制控制能力越强。

第二十节 | 波士顿命名测验

一、目的

评估言语能力。

二、概述

波士顿命名测验（Boston naming test，BNT）是目前最常用的检测命名障碍的方法之一，由 Kaplan、Goodglass 等于 1978 年编制，用于评价被试的视觉命名能力。BNT 有 80 项、60 项、30 项和 15 项等不同版本，由不同的物品图片组成。测试的项目由简单的高频词到较为少见的低频词，按由易至难排列。BNT 诊断阿尔茨海默病的总准确度为 77%。此处介绍其中一种 30 幅图形的版本。

三、主要内容

本测评共有 30 张物品图片，图片按固定顺序出现。被试需说出每一张图片的名称。

四、题目

具体题目如下：

指导语：现在给您看一些图片，请您说出图片的名称。

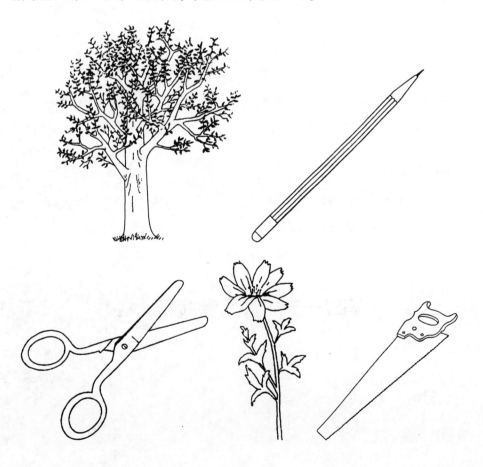

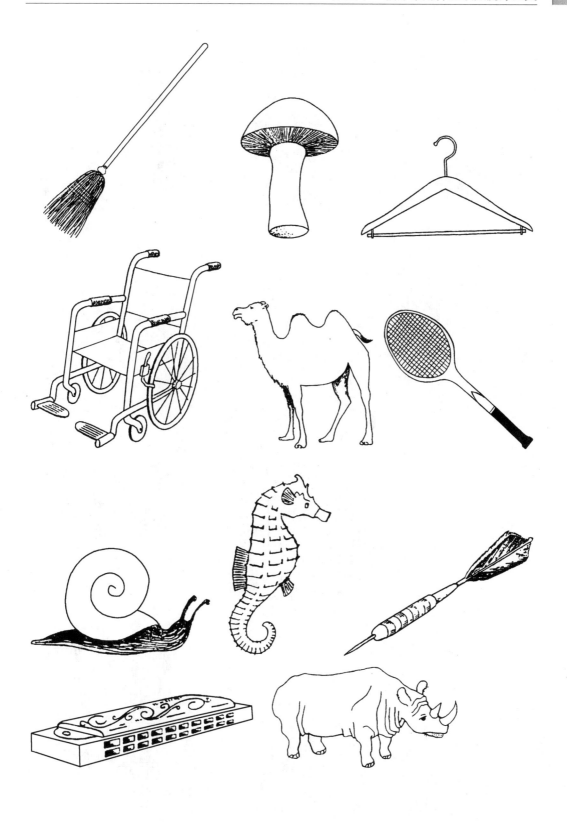

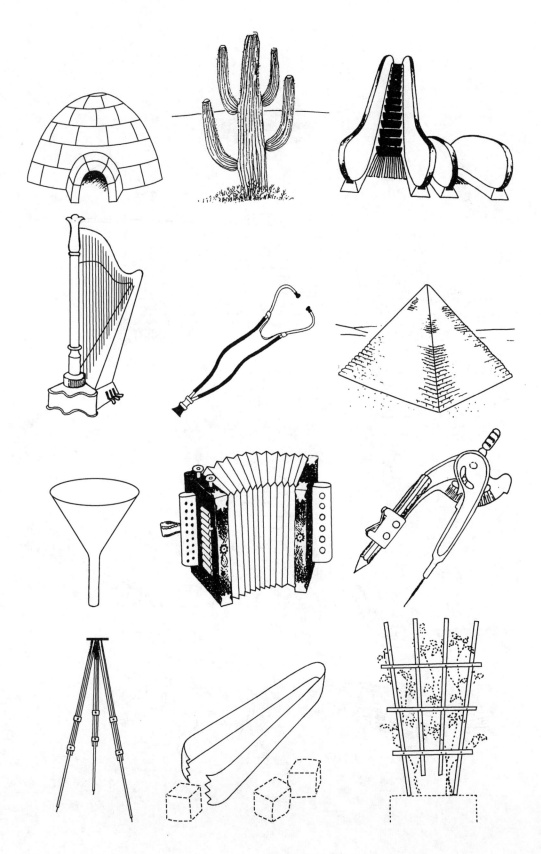

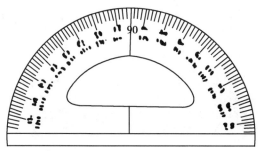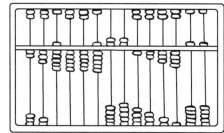

五、施测

1. 提前准备好纸质版或电子版量表,纸质版量表配上笔。

2. 进行测试前须排除文盲、色盲和色弱者。

3. 主试记录被试说出的名称,判断被试回答是否正确。

六、记分规则

记录被试的实际回答,将其与标准答案进行比较,判断被试的回答是否正确。正确命名一张图片得 1 分,错误命名得 0 分。满分为 30 分。

表 4-6 中列出了可以记作"正确命名"的回答。

表 4-6 测评用物品的正确命名

图片	回答(正确)	图片	回答(正确)	图片	回答(正确)
1. 树	树、树木	11. 羽毛球拍	羽毛球拍、球拍、网球拍	21. 听诊器	听诊器
2. 笔	笔、铅笔	12. 蜗牛	蜗牛	22. 金字塔	金字塔
3. 剪刀	剪刀、剪子	13. 海马	海马	23. 漏斗	漏斗
4. 花	花	14. 飞镖	飞镖	24. 手风琴	手风琴
5. 锯子	锯子、手锯、电锯	15. 口琴	口琴	25. 圆规	圆规
6. 扫把	扫把、扫帚、拖把	16. 犀牛	犀牛	26. 三脚架	三脚架
7. 冬菇	冬菇、蘑菇	17. 冰屋	冰屋	27. 钳	钳、夹子、镊子
8. 衣架	衣架、晾衣架	18. 仙人掌	仙人掌	28. 花棚	花棚、花架子
9. 轮椅	轮椅、残疾车	19. 扶手电梯	扶手电梯、扶梯	29. 量角器	量角器、半圆尺
10. 骆驼	骆驼	20. 竖琴	竖琴	30. 算盘	算盘

七、结果解释

总分愈高,表示言语能力愈好。

基于中国人群大样本常模数据库,当总分超过特定值时,表示言语能力正常,否则表示言语能力异常。

第二十一节 | 阿尔茨海默病评定量表 - 认知部分

一、目的

多用于纵向评估阿尔茨海默病患者的认知功能,以及评估治疗方案或临床试验对患者认知功能的改善情况。

二、概述

阿尔茨海默病评定量表 - 认知部分(Alzheimer's disease assessment scale-cognitive section,ADAS-cog)由 Rosen 和 Mohs 于 1984 年编制。该量表对阿尔茨海默病严重度的评价受到较广泛认可。ADAS-cog 评价内容多较客观,如语词回忆、辨认、物体命名等,询问患者时如实记录并简单计算即可得到其相应的评分。因此,经过必要的培训后,评定者之间的一致性较好。注意力的评估是 ADAS-cog 中最为主观的一项,从整个评估过程中进行观察得出。

ADAS-cog 总分与 MMSE、日常生活能力评定量表(ADL 量表)、神经精神问卷(NPI)评分显著相关。以《精神疾病诊断与统计手册 - Ⅳ》(DSM- Ⅳ)为诊断阿尔茨海默病的“金标准”,ADAS-cog 总分 15.5 分为区分阿尔茨海默病与健康对照老年人的最佳划界值,灵敏度与特异度分别为 91.9% 和 89.5%,ROC 曲线下面积为 0.95。

但是 ADAS-cog 对轻度认知功能损害的区分度一般,不适合极轻和极重度痴呆的评定,也不能用于痴呆病因的鉴别诊断。在用于血管性痴呆疗效评判的修订版本血管性痴呆认知评估量表(VaDAS-cog)中,增加了语言流畅性测验、符号数字转换测验、数字划消试验和数字倒背、迷宫测验等,弥补了 ADAS-cog 执行功能检测的不足。ADAS-cog 测评时会受教育程度的影响。

三、主要内容

ADAS-cog 的检查内容分 12 个条目(约 15~30 分钟),即单词回忆、命名、执行命令、结构性练习、意向性练习、定向力、单词辨认、回忆测验指令、口头语言表达能力、找词能力、口头语言理解能力和注意力。

四、题目

具体题目如下:

<table>
<tr>
<td>

1. 单词回忆:被试阅读 10 个单词,每个单词出示 2 秒钟。然后,让被试回忆并说出这些单词。核对每个正确回忆的单词。共进行三次阅读和回忆试验。该项评分为 3 次试验中未能正确回忆的单词平均数(表下列出了两套试验用题)

3 次试验平均错误分____

</td>
<td>

4. 结构性练习:____(表下列出了一套试验用题)

0=4 幅图全部正确

1=1 幅错误

2=2 幅错误

3=3 幅错误

4=4 幅均错误

5= 未作图;刻写;只有一部分图形;用文字代替图形

</td>
</tr>
<tr>
<td>

2. 命名(物体或手指):____

__花　　__沙发　　__哨子　__铅笔

__毽子　　__假面具　　__剪刀　　__梳子

__钱夹　　__口琴　　__听诊器　　__钳子

__拇指　　__小手指　　__示指　　__中指

__无名指

0=0~2 件物品命名不正确

1=3~5 件物品命名不正确

2=6~8 件物品命名不正确

3=9~11 件物品命名不正确

4=12~14 件物品命名不正确

5=15~17 件物品命名不正确

</td>
<td>

5. 意象性练习:____

评分 = 不正确操作的步骤数

__叠信

__将信放进信封内

__将信封封口

__在信封上写地址

__在贴邮票处作标记

</td>
</tr>
<tr>
<td>

3. 执行命令:____

评分 = 不正确操作的步骤数

__握拳

__指天花板,然后指向地面

__将铅笔放在卡片的上面,然后将其放回去

__把手表放在铅笔的另一边,并且把卡片翻过来

__用两个手指在每一边肩膀上拍两下,同时要一直闭着眼睛

</td>
<td>

6. 定向力:____

评分 = 错误部分的总数

__人物

__星期

__日期(+/-1 天)

__月份

__年份

__季节(季节变换前 1 周 / 后 2 周)

__1 天中的钟点(误差在 1 小时以内)

__地点(部分命名也可接受)

</td>
</tr>
</table>

7. 单词辨认:让被试大声阅读12个高度形象性的单词,然后将这些单词随机混入12个没有看过的单词中,要求被试指出哪个单词是刚才读过的,重复阅读与再认2次,得分是3次再认中错误数的平均数(最高=12分)(表下列出了两套试验用题) 3次试验平均错误分____	10. 找词能力:____ 0= 无 1= 很轻;出现一两次,不具临床意义 2= 轻度;明显的赘述或用同义词替代 3= 中度;偶尔缺词,且无替代词 4= 中重度;频繁缺词,且无替代词 5= 重度;几乎完全缺乏有内容的单词;言语听起来空洞;说一两个词即中断
8. 回忆测验指令 *:____ *评分结果来自单词辨认任务 0= 无 1= 很轻;忘记1次 2= 轻度;必须提醒2次 3= 中度;必须提醒3或4次 4= 中重度;必须提醒5或6次 5= 重度;必须提醒7次或7次以上	11. 口头语言理解能力:____ 0= 无;患者能理解 1= 很轻;有1次理解错误的情况 2= 轻度;有3~5次理解错误的情况 3= 中度;需要多次重复和改述 4= 中重度;仅偶尔正确回答,也就是说,只回答"是"或"否" 5= 重度;患者极少对问题做出恰当反应,而且并非因言语贫乏所致
9. 口头语言表达能力:____ 0= 无 1= 很轻;有一次缺乏可理解性的情况 2= 轻度;<25%的时间内存在言语可理解性困难 3= 中度;被试在25%~50%的时间内存在言语可理解性困难 4= 中重度;被试在50%以上的时间内存在言语可理解性困难 5= 重度;说一两个词即中断;说话虽流利,但内容空洞;缄默	12. 注意力:____ 0= 无 1= 很轻;有1次注意力不集中 2= 轻度;有2~3次注意力不集中;出现坐立不安/心不在焉的表现 3= 中度;访谈过程中4~5次注意力不集中 4= 中重度;访谈过程中很多时候注意力不集中和/或经常注意力涣散 5= 重度;极其难以集中注意力和注意力极其易转移,无法完成任务

单词回忆任务的两套题如下:

被试阅读10个单词,每个单词出示2秒钟。然后,让被试回忆并大声说出这些单词。

□ **第一套**

家庭			皮肤			铁路	
硬币			儿童			儿童	
铁路			家庭			硬币	
儿童			军队			旗子	
军队			硬币			皮肤	
旗子			铁路			图书馆	
皮肤			麦子			海洋	
图书馆			旗子			麦子	
麦子			图书馆			家庭	
海洋			海洋			军队	

未能回忆的单词数：__　　　未能回忆的单词数：__　　　未能回忆的单词数：__

评分＝未能回忆的单词平均数：____

□ **第二套**

血液			植物			棉花	
帐篷			火			火	
棉花			血液			帐篷	
火			大厅			实验室	
大厅			帐篷			植物	
实验室			棉花			河流	
植物			蒸汽			玩具	
河流			实验室			蒸汽	
蒸汽			河流			血液	
玩具			玩具			大厅	

未能回忆的单词数：__　　　未能回忆的单词数：__　　　未能回忆的单词数：__

评分＝未能回忆的单词平均数：____

结构性练习的试验用题如下：

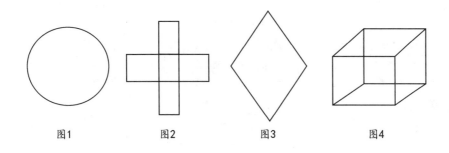

图1　　　　　　图2　　　　　　图3　　　　　　图4

单词辨认任务的两套题如下：

让被试大声阅读 12 个单词，然后给被试展示 24 个单词中，要求被试指出哪个单词是刚才读过的。

□ **第一套**

词	是	否
寂静		■
肘	■	
女儿		■
粉末	■	
运河	■	
前额		■
老虎		■
黎明	■	
龙	■	
卧室	■	
姐姐	■	
乞丐	■	
回声	■	
侄子	■	
义务	■	
村庄		■
角落		■
橄榄树	■	
音乐	■	
勇气		■
容器		■
丝带	■	
物体		■
项链	■	

错误数：___

词	是	否
气泡		■
角落	■	
珠宝	■	
淋浴器		■
村庄	■	
前额		■
寂静		■
老虎		■
会议		■
容器		■
汽车		■
洋葱	■	
乞丐		■
警报	■	
回声		■
勇气		■
女儿		■
物体		■
器官		■
饮料		■
水盆	■	
夹克		■
黎明		■
市长		■

错误数：___

词	是	否
猴子	■	
寂静		■
岛屿	■	
季节	■	
黎明		■
针	■	
回声		■
牛	■	
角落		■
王国	■	
老虎		■
物体		■
乞丐		■
喷泉	■	
村庄		■
人民		■
猎人		■
前额		■
投手	■	
容器	■	
女儿		■
勇气		■
贝壳	■	
百合		■

错误数：___

评分＝错误答案的平均数：____

□ 第二套

词	是	否
天空		■
森林	■	
实质		■
责任	■	
机器		
救护车		■
事实		■
坟墓		■
优点	■	
足踝		
背景		
机会		
花束		
爪子	■	
微笑		
趋势		■
香烟		■
竖琴	■	
事件	■	
资质		■
海报		■
爬行动物	■	
树木	■	
慎重		■

错误数：___

词	是	否
母亲	■	
香烟		■
公民权	■	
快艇	■	
趋势		■
救护车	■	
天空	■	
事实	■	
奇迹	■	
海报	■	
岩石	■	
办法	■	
机会		■
困难	■	
花束		■
资质	■	
实质	■	
树木	■	
结果		
骡子	■	
自我	■	
手肘		
坟墓	■	
民主政治	■	

错误数：___

词	是	否
男孩	■	
天空		■
思想	■	
城市	■	
坟墓		■
答案	■	
花束	■	
草地	■	
香烟	■	
单位	■	
事实	■	
树木	■	
机会	■	
酒精	■	
趋势	■	
征服	■	
菠菜	■	
救护车	■	
等级	■	
海报		■
实质		■
资质	■	
头盖骨	■	
讽刺	■	

错误数：___

评分＝错误答案的平均数：____

五、施测

1. 提前准备好纸质版量表、笔和配套工具。配套工具包括用于单词回忆和单词辨认的词语表、用于命名的物品、信封和信纸、手表、卡片。

2. 该量表必须由受过培训的测评人员完成,测评人员根据患者的回答判断对错,记录得分。

六、记分规则

1. **单词回忆评分标准**　针对每次试验,记录回忆出还是未回忆出,统计未被回忆出的词语数量,最后的得分为 3 次试验未回忆出词语数量的平均数,最高 10 分(四舍五入,保留 1 位小数)。

2. **命名评分标准**　最高 5 分。0=0~2 件物品命名不正确;1=3~5 件物品命名不正确;2=6~8 件物品命名不正确;3=9~11 件物品命名不正确;4=12~14 件物品命名不正确;5=15~17 件物品命名不正确。如果被试回答的名称与答案表给出的不一样,但如果认知正常的人(与被试文化背景相同)也使用这样的名称,那么被试的回答就应该评为正确。

3. **执行命令评分标准**　对每个指令的执行要按整体打分,最高 5 分。每个指令所有的步骤都必须正确执行才可以评为"对"。统计记录错误执行指令的总数。1=1 项指令错误,4 项指令正确;2=2 项指令错误,3 项指令正确;3=3 项指令错误,2 项指令正确;4=4 项指令错误,1 项指令正确;5=5 项指令全错。

4. **结构性练习评分标准**　记录复制错误的图形数,最高 5 分。如被试者画出了原图所有的基本几何学特征,那么这幅图就应当视为正确。大小的改变不视为错误。只要图形画得正确,线条之间的小缝隙不视为错误。最高分为 5 分:0=4 幅图全部正确;1=1 幅错误;2=2 幅错误;3=3 幅图错误;4=4 幅均错误;5= 未作图或在图上描。

5. **意向性练习评分标准**　记录不正确操作的步骤数,最高 5 分。0= 全部正确;1=1 步错误;2=2 步错误;3=3 步错误;4=4 步错误;5=5 步均错误。

6. **定向力评分标准**　记录答错的题数,最高 8 分。其中,姓名、星期、月份、年份必须正确。日期:±1 天;季节:在一个季节开始前 1 周内或这个季节结束后 2 周内;时间:±1 小时;地点:部分命名也可以接受(如医院、诊所或医疗大楼的名称),但不接受通称(如医院或医生办公室)。

7. **单词辨认评分标准**　计算每次试验中回答错误的数目,但每次试验仅允许最大错误分是 12 分。最大的错误总数为 24,错误总数超过 12,仍记为 12。最后的得分为 3 次试验中辨认错误的平均数(四舍五入,保留 1 位小数)。

8. 回忆测验指令评分标准　"针对单词辨认任务中,被试记住任务要求的能力"这一部分将自动根据单词辨认任务测试记录的提示次数进行得分计算。不要求测试者对这一部分做任何操作。0= 从不需要额外提醒指令;1= 很轻,忘记 1 次;2= 轻度,必须提醒 2 次;3= 中度,必须提醒 3 或 4 次;4= 中重度,必须提醒 5 或 6 次;5= 重度,必须提醒 7 次或 7 次以上。

9. 口头语言表达能力评分标准　这一部分是对被试的语言质量和口头交流能力(即清晰度、使自己让别人理解的能力)进行全面评估。在这部分的评估中,测试者应考虑被试在测试期间说的所有话(包括开场谈话)。在这部分的评估中,不考虑语言的数量和找词困难(即在评估时,不对迂回表述评分)。如果被试的表达性语言能力在一定程度上存在缺陷,以至于几乎很少能做到毫无困难的交流,可评为"中重度"和"重度"。0= 没有难以理解的情况;1= 很轻,有一次缺乏可理解性的情况;2= 轻度;3= 中度;4= 中重度;5= 重度。

10. 找词能力评分标准　这部分是对表达性语言缺陷进行评估,但仅评估找词能力。与此形成对照的是,口语能力评估部分在更大程度上是对被试口头交流能力的全面评估。测试者对开场谈话和测试期间被试在自发性说话时寻找表达的词的困难程度进行评估。0= 在自发言语过程中无找词困难依据;1= 很轻,出现一两次找词困难;2= 轻度;3= 中度;4= 中重度;5= 重度。

11. 口头语言理解能力评分标准　这部分评估的是被试理解语言的能力。在这部分的评估中,测试者应考虑被试在开场谈话和整个测试期间对测试者话语的理解程度。0= 无理解能力差的依据;1= 很轻,有一次理解错误的情况;2= 轻度;3= 中度;4= 中重度;5= 重度。

12. 注意力评分标准　这部分评估的是被试集中注意力的能力,在这部分的评估中,测试者应参考被试在开场谈话和整个测试期间注意力集中的情况。0= 无注意力差或注意力涣散的依据;1= 很轻,有 1 次注意力不集中;2= 轻度;3= 中度;4= 中重度;5= 重度。

七、结果解释

评分范围为 0~75 分,分数越高,认知受损越重。

参 考 文 献

1. Jessen F, Amariglio RE, Van Boxtel M, et al. A conceptual framework for research on subjective cognitive decline in preclinical alzheimer's disease. Alzheimers Dement, 2014, 10 (6): 844-852.

2. 张馨月，余林. 阿尔茨海默病的早期阶段：主观认知障碍？心理科学进展，2018, 26 (3): 488-495.

3. Cockrell JR, Folstein MF. Mini-mental state examination (MMSE). Psychopharm Bull, 1998, 24 (4): 689-692.

4. Folstein MF, Folstein SE, Mchugh PR. "Mini-mental state": a practical method for grading the cognitive state of patients for the clinician. J Psychiatr Res, 1975, 12 (3): 189-198.

5. 彭丹涛，许贤豪，刘江红，等. 简易智能精神状态检查量表检测老年期痴呆被试的应用探讨. 中国神经免疫学和神经病学杂志，2005, 12 (4): 187-190.

6. 张明园. 中国老年期痴呆防治指南. 北京：北京大学医学出版社，2007: 12.

7. Nasreddine Z, Phillips NA, Bedirian V, et al. The Montreal Cognitive Assessment, MoCA: a brief screening tool for mild cognitive impairment. J Am Geriatr Soc, 2005, 53 (4): 695-699.

8. Nasreddine ZS, 高晶. 蒙特利尔认知评估量表：一个检测轻度认知功能障碍和早期痴呆的工具. 中华神经科杂志，2012, 45 (2): 135-137.

9. 张立秀，刘雪琴. 蒙特利尔认知评估量表中文版的信效度研究. 护理研究，2007, 21 (11): 2906-2907.

10. 郭起浩，吕传真，洪震. 听觉词语记忆测验在中国老人中的试用分析. 中国心理卫生杂志，2001. 15 (1): 13-15.

11. 郭起浩，孙一忞，虞培敏，等. 听觉词语学习测验的社区老人常模. 中国临床心理学杂志，2007, 15 (2): 132-134.

12. 陆骏超，郭起浩，洪震，等. 连线测验 (中文修订版) 在早期识别阿尔茨海默病中的作用. 中国临床心理学杂志，2006, 14 (2): 118-120.

13. Sheridan LK, Fitzgerald HE, Adams KM, et al. Normative symbol digit modalities test performance in a community-based sample. Arch Clin Neuropsychol, 2006, 21 (1): 23-28.

14. Shulman KI. Clock-drawing: is it the ideal cognitive screening test？Int J Geriatr Psychiatry, 2000, 15 (6): 548-561.

15. Henry JD, Crawford JR, Phillips LH. Verbal fluency performance in dementia of the alzheimer's type: a meta-analysis. Neuropsychologia, 2004, 42 (9): 1212-1222.

16. 王冰，徐军，汤修敏. 帕金森病统一评分量表信度和效度研究. 山东医药，2009, 49 (28): 88-89.

17. 罗良，沃建中，林崇德. 人类工作记忆广度个体差异的机制. 心理发展与教育，2006, 22 (1): 122-126.

18. Demakis GJ. Frontal lobe damage and tests of executive processing: a meta-analysis of the category test, stroop test, and trail-making test. J Clin Exp Neuropsychol, 2004, 26 (3): 441-450.

19. 李霞，肖泽萍，肖世富，等. 中文版信效度分析. 中国临床心理学杂志，2009, 17 (5): 538-540.

20. 李霞，肖世富，李华芳，等. 轻度认知功能障碍、轻度阿尔茨海默病和正常对照老人的 ADAS-Cog 中文版评分比较. 中国心理卫生杂志，2010, 24 (6): 425-429, 439.

第五章

临床常用精神情绪测评工具

第一节 | 汉密尔顿抑郁量表

一、目的

用于临床上评估抑郁状态,评估抑郁症状变化和筛选入组对象。

二、概述

汉密尔顿抑郁量表(Hamilton depression scale,HAMD)由 Hamilton 于 1960 年编制,是临床上评定抑郁状态时应用得最为普遍的量表。HAMD 适用于具有抑郁症状的成年患者,具有较好的信度和效度。

三、主要内容

HAMD 有 6 项、17 项、21 项和 24 项等多种版本。此处采用 17 项版本。

HAMD 的问题可归纳为 7 个亚类:①焦虑 / 躯体化;②体重;③认识障碍;④日夜变化;⑤阻滞;⑥睡眠障碍;⑦绝望感。这样更为简捷清晰地反映患者的实际特点。

四、题目

具体题目如下:

圈出最合适患者情况的分数										
1. 抑郁情绪	0	1	2	3	4	2. 罪恶感	0	1	2	3	4
3. 自杀	0	1	2	3	4	4. 入睡困难	0	1	2		
5. 睡眠不深	0	1	2			6. 早醒	0	1	2		
7. 工作和兴趣	0	1	2	3	4	8. 迟缓	0	1	2	3	4
9. 激越	0	1	2	3	4	10. 精神性焦虑	0	1	2	3	4
11. 躯体性焦虑	0	1	2	3	4	12. 胃肠道症状	0	1	2		
13. 全身症状	0	1	2			14. 性症状	0	1	2		
15. 疑病	0	1	2	3	4	16. 体重减轻	0	1	2		
17. 自知力	0	1	2	3	4	得分					

五、施测

1. 提前准备好纸质版或电子版量表,纸质版量表配上笔。

2. 该量表一般由医生完成。经过培训的两名评定者对被试进行 HAMD 联合检查,一般采用交谈与观察的方式,检查结束后,两名评定者分别独立评分。

六、记分规则

每题得分:HAMD 大部分题目采用 0~4 分的 5 级评分法(0 :无;1 :可疑或轻微;2 :轻度;3 :中度;4 :重度),少数题目采用 0~2 分的 3 级评分法(0 :无;1 :可疑或轻微;2 :有明显症状)。

总分:将各题得分相加,为总分。满分为 54 分。

七、结果的解释

HAMD 总分是能较好反映病情严重程度的指标,其变化可以反映病情演变。

一般认为总分 ≤ 7 分为正常,7~17 分为可能有抑郁症,总分在 17~24 分时可确诊抑郁症,总分 ≥ 24 分时为严重抑郁症。

第二节 │ 老年抑郁量表

一、目的

专用于评估老年人群抑郁症状。

二、概述

老年抑郁量表(geriatric depression scale,GDS)是目前国际上使用最为广泛的老年人群专用抑郁症状筛查量表,具有症状特异性高和问题回答简单易于理解的优点。GDS 中文版早已在国内多项研究中被应用,在农村、城市社区老年人群中均有较好的信度和效度。

三、主要内容

GDS 包括 30 道描述心理感受的题目,每题对应的选项均为是或否。

四、题目

具体题目如下:

请选择最符合您近一周以来心理感受的答案,在每题后选择"是"或"否"。		
题目	是	否
1. 你对生活基本上满意吗?	☐	☐
2. 你是否已放弃了许多活动和兴趣?	☐	☐
3. 你是否觉得生活空虚?	☐	☐
4. 你是否常感到厌倦?	☐	☐
5. 你觉得未来有希望吗?	☐	☐
6. 你是否因为脑子里有一些想法摆脱不掉而烦恼?	☐	☐
7. 你是否大部分时间精力充沛?	☐	☐
8. 你是否害怕会有不幸的事落在你的头上?	☐	☐
9. 你是否大部分时间感到幸福?	☐	☐
10. 你是否常感到孤立无援?	☐	☐
11. 你是否经常坐立不安,心烦意乱?	☐	☐
12. 你是否希望待在家里而不愿去做些新鲜的事?	☐	☐
13. 你是否常常担心将来?	☐	☐
14. 你是否觉得记忆力比以前差?	☐	☐
15. 你觉得现在活得很惬意吗?	☐	☐
16. 你是否常感到心情沉重?	☐	☐
17. 你是否觉得像现在这样活着毫无意义?	☐	☐
18. 你是否总为过去的事烦恼?	☐	☐
19. 你觉得生活很令人兴奋吗?	☐	☐
20. 你开始一件新的工作很困难吗?	☐	☐
21. 你觉得生活充满活力吗?	☐	☐
22. 你是否觉得你的处境已毫无希望?	☐	☐
23. 你是否觉得大多数人比你强得多?	☐	☐

续表

题目	是	否
24. 你是否常为些小事伤心?	☐	☐
25. 你是否常觉得想哭?	☐	☐
26. 你集中精力有困难吗?	☐	☐
27. 你早晨起来很快活吗?	☐	☐
28. 你希望避开聚会吗?	☐	☐
29. 你做决定很容易吗?	☐	☐
30. 你的头脑像往常一样清晰吗?	☐	☐

五、施测

1. 提前准备好纸质版或电子版量表,纸质版量表配上笔。

2. 被试根据自己最近一周的心理感受,选择"是"或"否"。

六、记分规则

每题得分:第 1、5、7、9、15、19、21、27、29、30 题,选"是"记 0 分,选"否"记 1 分;其他题目选"是"记 1 分,选"否"记 0 分。

总分:将各题得分相加,为总分。满分为 30 分。

七、结果解释

总分越高,表示老年抑郁症状越严重。

总分 ≤ 10 为正常,否则为异常。

第三节 | 汉密尔顿焦虑量表

一、目的

用于临床上评估焦虑状态,评估焦虑症状变化。

二、概述

汉密尔顿焦虑量表(Hamilton anxiety scale,HAMA)由 Hamilton 于 1959 年编制,

用于评定焦虑症状的严重程度。该量表编制后,被翻译成多国文字在全世界范围应用。HAMA 已成为我国精神科临床和科研领域对焦虑症状进行评定的应用最为广泛的他评量表。

三、主要内容

汉密尔顿焦虑量表有两个分量表:精神焦虑和躯体焦虑。从临床经验来看,焦虑症状可表现为不同形式的精神焦虑和不同系统的躯体焦虑。该量表的 14 个项目分别来自不同形式和不同系统的焦虑描述。

四、题目

具体题目如下:

测评指导:应由经过训练的两名评定员对被评定者进行汉密尔顿焦虑量表联合筛查。一般采用交谈与观察方式,待检查结束后,两名评定员分别独立评分。若需比较治疗前后焦虑症状和病情的变化,则入组时,评定当时或入组前 1 周的情况,治疗后 2~6 周,再次评定比较。

评定的五个等级:
0= 无症状　1= 轻度　2= 中度　3= 重度　4= 极重

条目	症状表现	得分
1. 焦虑心境	担心、担忧,感到有最坏的事情将要发生,容易被激惹	
2. 紧张	紧张感、易疲劳、不能放松,情绪反应,易哭、颤抖、感到不安	
3. 害怕	害怕黑暗、陌生人、一人独处、动物、乘车或旅行及人多的场合	
4. 失眠	难以入睡、易醒、睡得不深、多梦、梦魇、夜惊、睡醒后感到疲倦	
5. 认知功能	或称记忆力、注意力障碍。注意力不能集中,记忆力差	
6. 抑郁心境	丧失兴趣、对以往爱好的事务缺乏快感、忧郁、早醒、昼重夜轻	
7. 躯体性焦虑(肌肉系统症状)	肌肉酸痛、活动不灵活、肌肉经常抽动、肢体抽动、牙齿打战、声音发抖	
8. 躯体性焦虑(感觉系统症状)	视物模糊、发冷发热、软弱无力感、浑身刺痛	

续表

条目	症状表现	得分
9. 心血管系统症状	心动过速、心悸、胸痛、血管跳动感、昏倒感、心搏脱漏	
10. 呼吸系统症状	时常感到胸闷、窒息感、叹息、呼吸困难	
11. 胃肠道症状	吞咽困难、嗳气、食欲不佳、消化不良(进食后腹痛、胃部烧灼痛、腹胀、恶心、胃部饱胀感)、肠鸣、腹泻、体重减轻、便秘	
12. 生殖泌尿神经系统症状	尿意频繁、尿急、停经、性冷淡、过早射精、勃起不能、阳痿	
13. 自主神经系统症状	口干、潮红、苍白、易出汗、易起"鸡皮疙瘩"、紧张性头痛、毛发竖起	
14. 会谈时行为表现	(1)一般表现:紧张、不能松弛、忐忑不安、咬手指、紧握拳、摸弄手帕、面肌抽动、不停顿足、手发抖、皱眉、表情僵硬、肌张力高、叹息样呼吸、面色苍白 (2)生理表现:吞咽、频繁打呃、安静时心率快、呼吸加快(20 次 / 分钟以上)、腱反射亢进、震颤、瞳孔放大、眼睑跳动、易出汗、眼球突出	

五、施测

1. 提前准备好纸质版或电子版量表,纸质版量表配上笔。

2. 该量表一般由医生完成。经过培训的两名评定者对被试进行 HAMA 联合检查,一般采用交谈与观察的方式,检查结束后,两名评定者分别独立评分。

六、记分规则

每题得分:HAMA 所有题目采用 0~4 分的 5 级评分法(0 :无症状;1 :可疑或轻微;2 :中度;3 :重度;4 :极重)。

总分:将各题得分相加,为总分。满分为 56 分。

七、结果解释

一般认为总分 ≤ 6 分为正常,没有焦虑;7~14 分为可能有焦虑;14~21 分为肯定有焦虑;21~29 分为肯定有明显焦虑;29 分以上为严重焦虑。

第四节 | 状态 - 特质焦虑量表

一、目的

评估状态焦虑和特质焦虑水平。

二、概述

状态 - 特质焦虑量表（state trait anxiety inventory，STAI）由 Spielberger 和 Gorsuch 于 1964 年开始编制，于 1979 年形成最终版。STAI 被广泛地应用于科研和临床评估，在药学、医学、教育学、心理学和其他社会科学领域都得到有效的应用。

三、主要内容

STAI 包括状态焦虑量表和特质焦虑量表，状态焦虑量表可评估暂时的焦虑水平，或诱发的焦虑体验；特质焦虑量表可甄别不同类型被试的焦虑水平，也可评估心理咨询和治疗的效果。

状态焦虑量表有 20 道描述内心感受的题目，被试根据自己此时此刻的感觉选择答案。

特质焦虑量表有 20 道描述内心感受的题目，被试根据自己经常体验到的感觉选择答案。

四、题目

具体题目如下：

第一部分：接下来会出现一些句子供您进行判断。答案分为 4 个等级："完全没有""有些""中等程度"和"非常明显"。请您根据自己**此时此刻**的感觉做出判断。

1. 你感到心情平静。　□1 完全没有　　□2 有些　　□3 中等程度　　□4 非常明显

2. 你感到安全。　　　□1 完全没有　　□2 有些　　□3 中等程度　　□4 非常明显

3. 你是紧张的。　　　□1 完全没有　　□2 有些　　□3 中等程度　　□4 非常明显

4. 你感到紧张束缚。　□ 1 完全没有　　□ 2 有些　　□ 3 中等程度　　□ 4 非常明显

5. 你感到安逸。　　□ 1 完全没有　　□ 2 有些　　□ 3 中等程度　　□ 4 非常明显

6. 你感到烦乱。　　□ 1 完全没有　　□ 2 有些　　□ 3 中等程度　　□ 4 非常明显

7. 你现在正烦恼，□ 1 完全没有　　□ 2 有些　　□ 3 中等程度　　□ 4 非常明显
感到这种烦恼超过了可
能的不幸。

8. 你感到满意。　　□ 1 完全没有　　□ 2 有些　　□ 3 中等程度　　□ 4 非常明显

9. 你感到害怕。　　□ 1 完全没有　　□ 2 有些　　□ 3 中等程度　　□ 4 非常明显

10. 你感到舒适。　　□ 1 完全没有　　□ 2 有些　　□ 3 中等程度　　□ 4 非常明显

11. 你有自信心。　　□ 1 完全没有　　□ 2 有些　　□ 3 中等程度　　□ 4 非常明显

12. 你觉得神经过敏。□ 1 完全没有　　□ 2 有些　　□ 3 中等程度　　□ 4 非常明显

13. 你极度紧张不安。□ 1 完全没有　　□ 2 有些　　□ 3 中等程度　　□ 4 非常明显

14. 你优柔寡断。　　□ 1 完全没有　　□ 2 有些　　□ 3 中等程度　　□ 4 非常明显

15. 你是轻松的。　　□ 1 完全没有　　□ 2 有些　　□ 3 中等程度　　□ 4 非常明显

16. 你感到心满意足。□ 1 完全没有　　□ 2 有些　　□ 3 中等程度　　□ 4 非常明显

17. 你是烦恼的。　　□ 1 完全没有　　□ 2 有些　　□ 3 中等程度　　□ 4 非常明显

18. 你感到慌乱。　　□ 1 完全没有　　□ 2 有些　　□ 3 中等程度　　□ 4 非常明显

19. 你感觉镇定。　　□ 1 完全没有　　□ 2 有些　　□ 3 中等程度　　□ 4 非常明显

20. 你感到愉快。　　□ 1 完全没有　　□ 2 有些　　□ 3 中等程度　　□ 4 非常明显

第二部分：接下来，页面中会出现一些句子供您进行判断。答案分为 4 个等级："几乎没有""有些""经常"和"几乎总是如此"。请您根据自己**经常体验到的感觉**做出判断。

1. 你感到愉快。　　□ 1 几乎没有　　□ 2 有些　　□ 3 经常　　□ 4 几乎总是如此

2. 你感到神经过敏 □ 1 几乎没有　　□ 2 有些　　□ 3 经常　　□ 4 几乎总是如此
和不安。

3. 你感到自你满足。□ 1 几乎没有　　□ 2 有些　　□ 3 经常　　□ 4 几乎总是如此

4. 你希望能像别人 □ 1 几乎没有　　□ 2 有些　　□ 3 经常　　□ 4 几乎总是如此
那样高兴。

5. 你感到你像衰竭 □ 1 几乎没有　　□ 2 有些　　□ 3 经常　　□ 4 几乎总是如此
一样。

6. 你感到很宁静。 □1 几乎没有 □2 有些 □3 经常 □4 几乎总是如此

7. 你是平静的、冷静的和泰然自若的。 □1 几乎没有 □2 有些 □3 经常 □4 几乎总是如此

8. 你感到困难——堆集起来,因此无法克服。 □1 几乎没有 □2 有些 □3 经常 □4 几乎总是如此

9. 你过分忧虑一些事,实际这些事无关紧要。 □1 几乎没有 □2 有些 □3 经常 □4 几乎总是如此

10. 你是高兴的。 □1 几乎没有 □2 有些 □3 经常 □4 几乎总是如此

11. 你的思想处于混乱状态。 □1 几乎没有 □2 有些 □3 经常 □4 几乎总是如此

12. 你缺乏自信心。 □1 几乎没有 □2 有些 □3 经常 □4 几乎总是如此

13. 你感到安全。 □1 几乎没有 □2 有些 □3 经常 □4 几乎总是如此

14. 你容易做出决断。 □1 几乎没有 □2 有些 □3 经常 □4 几乎总是如此

15. 你感到不合适。 □1 几乎没有 □2 有些 □3 经常 □4 几乎总是如此

16. 你是满足的。 □1 几乎没有 □2 有些 □3 经常 □4 几乎总是如此

17. 一些不重要的思想总缠绕着你,并打扰你。 □1 几乎没有 □2 有些 □3 经常 □4 几乎总是如此

18. 你产生的沮丧是如此强烈,以致你不能从思想中排除它们。 □1 几乎没有 □2 有些 □3 经常 □4 几乎总是如此

19. 你是一个镇定的人。 □1 几乎没有 □2 有些 □3 经常 □4 几乎总是如此

20. 当你考虑你目前的事情和利益时,你就陷入紧张状态。 □1 几乎没有 □2 有些 □3 经常 □4 几乎总是如此

五、施测

1. 提前准备好纸质版或电子版量表,纸质版量表配上笔。

2. 被试在理解题意的基础上,依次答题。

六、记分规则

正向计分

对于状态焦虑(第一部分),1分=完全没有,2分=有些,3分=中等程度,4分=非常明显。

对于特质焦虑(第二部分),1分=几乎没有,2分=有些,3分=经常,4分=几乎总是如此。

反向计分

对于状态焦虑(第一部分),1分=非常明显,2分=中等程度,3分=有些,4分=完全没有。

对于特质焦虑(第二部分),1分=几乎总是如此,2分=经常,3分=有些,4分=几乎没有。

需要反向计分的题目

第一部分:包括第 1、2、5、8、10、11、15、16、19、20 题。

第二部分:包括第 1、3、4、6、7、10、13、14、16、19 题。

总分

状态焦虑总分:将状态焦虑各题得分相加,为状态焦虑总分。其范围为 20~80 分。

特质焦虑总分:将特质焦虑各题得分相加,为特质焦虑总分。其范围为 20~80 分。

七、结果解释

状态焦虑总分 ≤ 40 分,表示低状态焦虑水平;40~60 分,表示中等状态焦虑水平;60~80 分,表示高状态焦虑水平。

特质焦虑总分 ≤ 40 分,表示低特质焦虑水平;40~60 分,表示中等特质焦虑水平;60~80 分,表示高特质焦虑水平。

第五节 ｜ BABRI 情绪感知力测评

一、目的

评估人脸情绪感知能力。

二、概述

BABRI 情绪感知力测评(BABRI face mode test,BABRI-FMT)用于评估人脸情绪感知能力,情绪感知能力是指主体对他人的情绪状态、情感变化以及相关的外部表现及其意义进行辨识和做出反应的能力,是情绪智力的基本内涵之一,也是一种基本的社会认知功能。

三、主要内容

该测试共有 3 题:第 1 题评估生活满意度,让被试选择最能代表自己对生活的总体感受的人脸表情;第 2 题评估人脸表情识别和模仿能力,让被试观察人脸图片,模仿图片中的表情;第 3 题呈现四张图片,让被试根据这些图片讲一个完整的故事。

四、题目

具体题目如下:

1. 这里有一些表情各异的人脸,请根据您对生活的总体感受选择最接近的人脸表情。

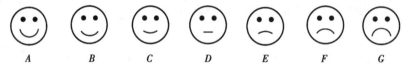

2. 请您仔细观察图中女孩的面部表情,并且尽力模仿她做相应的表情。

图 1 怒

图 2 喜

图 3 思

图 4 悲

图 5 恐

图 6 无表情

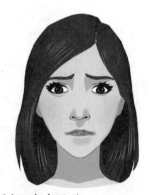

注:右图是"悲"的表情图,图片仅作为举例。

3. 请您根据下面一组图的内容,把故事补充完整,要求语言通畅,内容具体。

"一天,张奶奶出门买菜,在回家的公交车上……"

注:下图是该组图中的一张示意图,仅作为举例。

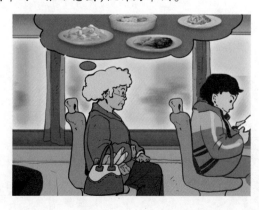

五、施测

1. 提前准备好纸质版或电子版量表,纸质版量表配上笔和图册。
2. 被试在理解题意的基础上,依次答题。

六、记分规则

略。

七、结果解释

略。

第六节 | BABRI 情绪辨识能力测验

一、目的

评估情绪辨别能力。

二、概述

BABRI 情绪辨识能力测验(BABRI emotion discrimination test,BABRI-EDT)用于评估情绪辨别能力,情绪辨识能力在人际交往过程中扮演重要角色,是指对他人的情绪信号(如面部表情、肢体动作、语音变化等)进行识别,并推断他人情绪体验的类型和强度的能力。

三、主要内容

该测验有两种任务:一种是表情判断任务,需要被试选择相同情绪的表情;另一种是图形辨别任务,需要被试选择相同朝向的图形。

四、题目

具体题目如下:

本测评有两种任务,即表情辨别任务和图形辨别任务,稍后会详细说明这两种任务。

请根据不同的指导语相应地反应,注意每一部分任务的变化。明白了请按下一步继续。

图形辨别任务

该任务中会同时呈现三个图形。请判断下方的两个图形中哪一个与上方的图形朝向一样,并点击选择该图形。

表情辨别任务

该任务中会同时呈现三张面孔。请判断下方的两张面孔中哪一张与上方的面孔表情相同,并点击选择该张面孔。

五、施测

1. 提前准备好纸质版或电子版量表,纸质版量表配上笔和图册。
2. 被试在理解题意的基础上,依次答题。

六、记分规则

图形辨识任务得分:计算正确率。

表情辨识任务得分:计算正确率。

七、结果的解释

表情辨识任务得分越高,表示情绪辨识能力越强。

第七节 | Schutte 情绪智力量表

一、测评目的

评估情绪智力。

二、量表概述

美国心理学家 Schutte 等人于 1998 年根据 Salovey 和 Mayer 的情绪智力理论编制了 Schutte 情绪智力量表(Schutte's emotional intelligence scale,Schutte-EIS),用于评估情绪评价和表达、情绪调节、解决问题时的情绪应用。该量表具有较好的信度和效度。刘艳梅于 2008 年对该量表进行了修订,保留了其中 21 个条目。

三、主要内容

该量表为自评量表,最初有 62 个条目,经测验和因子分析,最终得到 3 个维度、33 个条目,其中,情绪评价和表达维度包括 13 个条目,情绪调节包括 10 个条目,情绪运用包括 10 个条目。

四、题目

具体题目如下:

题号	条目	非常不符合	较不符合	不清楚	较符合	非常符合
1	我知道什么时候该和别人谈论我的私人问题					
2	当我面对某种困难时,我能够回忆起面对同样困难并克服它们的时候					
3	我期望我能够做好我想做的大多数事情					
4	别人很容易相信我					
5	我觉得我很难理解别人的肢体语言					
6	我生命中的一些重大事件让我重新评估了什么是重要的,什么是不重要的					
7	心情好的时候我就能看到新的希望					
8	我的生活是否有意义,情绪是影响因素之一					
9	我能清楚意识到自己体验的情绪					
10	我希望能够有好的事情发生					
11	我喜欢和别人分享自己的情感					
12	情绪好的时候,我知道如何保持这种积极情绪					
13	安排有关事情,我尽可能使别人感到满意					
14	我会去找一些让我感到开心的活动					

续表

题号	条目	非常不符合	较不符合	不清楚	较符合	非常符合
15	我很清楚我传递给别人的非语言信息					
16	我尽量做得好一些,以给别人留下好的印象					
17	当我心情好的时候,解决问题对我来说很容易					
18	通过观察面部表情,我可以辨别别人的情绪					
19	我知道自己情绪变化的原因					
20	心情好的时候,新奇的想法就会多一些					
21	我能够控制好自己的情绪					
22	我很清楚自己在某一刻的情绪					
23	我会想象自己即将获得好的结果,以激励自己					
24	当别人在某个方面做得很好时,我会称赞他们					
25	我能够了解别人传递给我的非语言信息					
26	当别人告诉我他/她人生中的某件重大事件时,我几乎感觉到好像发生在自己身上一样					
27	当我感到情绪变化时,就会涌现一些新颖的想法					
28	遇到困难时,一想到可能会失败,我就会退却					
29	只要看一眼,我就知道别人的情绪怎样					
30	当别人消沉时我能够帮助他,使他感觉好一点					
31	在挫折面前,我让自己保持良好的心态,锲而不舍					

续表

题号	条目	非常不符合	较不符合	不清楚	较符合	非常符合
32	我能够通过别人讲话的语调判断他当时的情绪					
33	我很难理解别人的想法和感受					

五、施测

1. 提前准备好纸质版或电子版量表,纸质版量表配上笔。

2. 被试在理解题意的基础上,依次答题。

六、记分规则

反向计分题:包括第 5 题、第 28 题和第 33 题。对于反向计分题,非常不符合计 5 分,较不符合计 4 分,不清楚计 3 分,较符合计 2 分,非常符合计 1 分。

正向计分题:其他题目是正向计分题。对于正向计分题,非常不符合计 1 分,较不符合计 2 分,不清楚计 3 分,较符合计 4 分,非常符合计 5 分。

总分:将各题得分相加,为总分。总分范围为 33~165 分。

七、结果解释

总分越高,表示情绪智力越高。情绪评价和表达、情绪调节、情绪运用各子维度得分越高,表示对应的能力越高。

参 考 文 献

1. 郑延平 . Hamilton 抑郁量表的信度和效度 . 中国心理卫生杂志 , 1992, 6 (5): 214-216.

2. 何晓燕 , 肖水源 , 张德杏 . 老年抑郁量表在中国农村社区老年人中的信度和效度 . 中国临床心理学杂志 , 2008, 16 (5): 473-475.

3. 刘杰 , 王瑛 , 王晓慧 , 等 . 中文版老年抑郁量表在城市社区老年人群中应用的信效度研究 . 中国临床心理学杂志 , 2013, 21 (1): 39-41.

4. Schutte NS, Malouff JM, Hall LE, et al. Development and validation of a measure of emotional intelligence. Personal Individ Differ, 1998, 25 (2): 167-177.

5. 刘艳梅 . Schutte 情绪智力量表的修订及特点研究 . 重庆 : 西南大学 , 2008.

第六章

临床常用生活功能测评工具

一、目的

评估日常生活能力。

二、概述

日常生活能力评定量表（activity of daily living scale，ADL 量表）由 Lawton 和 Brody 于 1969 年编制，评定被试的日常生活能力。适用于老年期痴呆的诊断，简便易行。

ADL 量表的信度和效度较好，有助于老年期痴呆的诊断，简便易行。其缺点是易受多种因素影响，如年龄、视觉、听觉或肢体运动障碍等，评定时对结果的解释应谨慎。

三、主要内容

ADL 量表迄今已有 40 多种版本，此处使用的是由 14 项组成的问卷，包括与躯体生活自理相关的 6 个方面（上厕所、进食、穿衣、梳洗、行走和洗澡）和与使用工具的能力相关的 8 个方面（打电话、购物、散步、做家务、洗衣、使用交通工具、服药和自理财务）。

四、题目

具体题目如下：

指导语：以下表格列出了有关您平常要做的事情，请问您在完成这些事情的时候在多大程度上需要别人的帮助？

得分含义：1 分 = 自己完全可以做；2 分 = 有些困难，自己尚能完成；3 分 = 需要帮助；4 分 = 根本不能做。

当被试从来不做但能够胜任时评定为 1，从来不做但有困难评定为 2，以此类推。

注意事项：尽量让被试自主作答，若被试无法作答，则研究者应逐项读出题目，确认被试的答案后做出选择，注意不可有任何倾向性引导，如"您可以自己搭乘公共汽车，对吧？"（错误问法）

续表

题目	得分			
M1 自己搭乘公共汽车(知道乘哪一路车,并能独自去)	1	2	3	4
M2 行走	1	2	3	4
M3 自己做饭(包括生火)	1	2	3	4
M4 做家务	1	2	3	4
M5 吃药(能记住按时服药,并能正确服药)	1	2	3	4
M6 吃饭	1	2	3	4
M7 穿脱衣服	1	2	3	4
M8 洗漱	1	2	3	4
M9 洗自己的衣服	1	2	3	4
M10 洗澡	1	2	3	4
M11 购物	1	2	3	4
M12 定时上厕所	1	2	3	4
M13 打电话	1	2	3	4
M14 管理个人钱财	1	2	3	4
总分				

五、施测

1. 提前准备好纸质版或电子版量表,纸质版量表配上笔。

2. 被试根据自己的实际情况选择答案。

六、记分规则

每题得分:1 分 = 自己完全可以做;2 分 = 有些困难,自己尚能完成;3 分 = 需要帮助;4 分 = 根本不能做。

总分:将各题得分相加,为总分。总分范围为 14~56 分。

七、结果解释

总分越高,表示日常生活功能越差。

第二节 ｜匹兹堡睡眠质量指数

一、目的

快速评估睡眠状况。

二、概述

匹兹堡睡眠质量指数（Pittsburgh sleep quality index，PSQI）于 1989 年由 Buysse 等提出。因其简单易用，与多导睡眠脑电图测试结果有较高的相关性，已成为国内外精神科临床评定常用量表。根据广州中医药大学第二附属医院路桃影等人的研究，PSQI 具有较好的信度、效度，可用于对失眠患者的睡眠质量进行综合评价。

三、题目

具体题目如下：

接下来出现的问题是关于您最近 1 个月的睡眠状况的，请根据您近 1 个月的实际情况进行回答。

1. 近 1 个月，晚上上床睡觉通常是＿＿＿点钟。

2. 近 1 个月，从上床到入睡通常需要＿＿＿分钟。

3. 近 1 个月，通常早上＿＿＿点起床。

4. 近 1 个月，每夜通常实际睡眠＿＿＿小时（不等于卧床时间）。

5. 近 1 个月，因入睡困难（30 分钟内不能入睡）影响睡眠而烦恼

(1)无 　(2)<1 次／周 　(3)1~2 次／周 　(4) ≥ 3 次／周

6. 近 1 个月，因夜间易醒或早醒影响睡眠而烦恼

(1)无 　(2)<1 次／周 　(3)1~2 次／周 　(4) ≥ 3 次／周

7. 近 1 个月，因夜间去厕所影响睡眠而烦恼

(1)无 　(2)<1 次／周 　(3)1~2 次／周 　(4) ≥ 3 次／周

8. 近 1 个月，因呼吸不畅影响睡眠而烦恼

(1)无 　(2)<1 次／周 　(3)1~2 次／周 　(4) ≥ 3 次／周

9. 近1个月,因咳嗽或鼾声高影响睡眠而烦恼

(1)无　　　(2)<1次/周　(3)1~2次/周　(4)≥3次/周

10. 近1个月,因感觉冷影响睡眠而烦恼

(1)无　　　(2)<1次/周　(3)1~2次/周　(4)≥3次/周

11. 近1个月,因感觉热影响睡眠而烦恼

(1)无　　　(2)<1次/周　(3)1~2次/周　(4)≥3次/周

12. 近1个月,因做噩梦影响睡眠而烦恼

(1)无　　　(2)<1次/周　(3)1~2次/周　(4)≥3次/周

13. 近1个月,因疼痛不适影响睡眠而烦恼

(1)无　　　(2)<1次/周　(3)1~2次/周　(4)≥3次/周

14. 近1个月,其他影响睡眠、让您烦恼的事情

(1)无　　　(2)<1次/周　(3)1~2次/周　(4)≥3次/周

如有,请说明。

15. 近1个月,总的来说,您认为自己的睡眠质量

(1)很好　　(2)较好　　　(3)较差　　　(4)很差

16. 近1个月,您用药物催眠的情况

(1)无　　　(2)<1次/周　(3)1~2次/周　(4)≥3次/周

17. 近1个月,您常感到困倦吗?

(1)无　　　(2)<1次/周　(3)1~2次/周　(4)≥3次/周

18. 近1个月,您做事情的精力不足吗?

(1)没有　　(2)偶尔有　　(3)有时有　　(4)经常有

四、主要内容

本问卷共18个题目,分别从睡眠质量、入睡时间、睡眠时间、睡眠效率、睡眠障碍、催眠药物、日间功能障碍等7个维度询问被试的睡眠情况。

五、施测

1. 提前准备好纸质版或电子版量表,纸质版量表需配备笔。

2. 被试在理解题意和选项的基础上,依次回答每一个题目。

3. 评定时,应要求被试尽量按照其真实睡眠情况把题答完。

六、记分规则

本问卷评分从 7 个维度进行。

1. 睡眠质量

根据第 15 题的应答计分，"很好"计 0 分，"较好"计 1 分，"较差"计 2 分，"很差"计 3 分。

2. 入睡时间

根据第 2 题和第 5 题的应答计分。

第 2 题："≤ 15 分钟"计 0 分，"16~30 分钟"计 1 分，"31~60 分钟"计 2 分，">60 分钟"计 3 分。

第 5 题："无"计 0 分，"每周 <1 次"计 1 分，"每周 1~2 次"计 2 分，"每周 >3 次"计 3 分。

累加第 2 和第 5 题计分，累加分为"0"则本维度计 0 分，"1~2"计 1 分，"3~4"计 2 分，"5~6"计 3 分。

3. 睡眠时间

根据第 4 题的应答计分，">7 小时"计 0 分，"6~7 小时"计 1 分，"5~6 小时"计 2 分，"<5 小时"计 3 分。

4. 睡眠效率

床上时间 = 起床时间（第 3 题）– 上床时间（第 1 题）

睡眠效率 = 睡眠时间（第 4 题）/ 床上时间 ×100%

睡眠效率">85%"计 0 分，"75%~84%"计 1 分，"65%~74%"计 2 分，"<65%"计 3 分。

5. 睡眠障碍

根据 6~14 题的应答计分，每个题目"无"计 0 分，"<1 次 / 周"计 1 分，"1~2 次 / 周"计 2 分，"≥ 3 次 / 周"计 3 分。累计 6~14 题得分，若累计分为"0"则本维度计分为 0，"1~9"为 1，"10~18"为 2，"19~27"为 3。

6. 催眠药物

根据第 16 题的应答计分，"无"计 0 分，"<1 次 / 周"计 1 分，"1~2 次 / 周"计 2 分，"≥ 3 次 / 周"计 3 分。

7. 日间功能障碍

第 17 题回答为"无"计 0 分，"<1 次 / 周"计 1 分，"1~2 次 / 周"计 2 分，"≥ 3 次 / 周"

计3分;第18题回答为"没有"计0分,"偶尔有"计1分,"有时有"计2分,"经常有"计3分。累计第17、18题得分,累计分为"0"则本维度计分为"0","1~2"为1,"3~4"为2,"5~6"为3。

问卷总分即以上7个维度累加分数,每个维度的分数区间为0~3分,总分区间为0~21分,分数越高则睡眠质量越差。

七、结果解释

结果反馈时"0~7分"反馈为"高睡眠质量","8~14分"反馈为"中等睡眠质量","15~21分"反馈为"低睡眠质量"。

第三节 | BABRI 日常生活方式问卷

一、目的

全面评估日常生活习惯。

二、概述

BABRI日常生活方式问卷(BABRI daily lifestyle questionnaire,BABRI-DLQ)用于收集被试休闲活动、吸烟、饮酒、饮茶、睡眠、饮食习惯等基本信息。

三、主要内容

该量表包括三部分:第一部分评估近1年来各种闲暇活动的参与频率;第二部分评估生活习惯既往史,包括吸烟史、饮酒史、饮茶史、睡眠情况;第三部分评估饮食习惯。

四、题目

具体题目如下:

第 一 部 分

指导语:下面将出现您在闲暇时间可能进行的活动,请根据您的实际情况进行参与频率的选择。

题号	休闲活动	近1年内的情况					持续时间/年
		每天	每周≥1次	每月≥1次	每年≥1次	从不	
P1	阅读(报纸、杂志、书籍)	☐4	☐3	☐2	☐1	☐0	
P2	写作	☐4	☐3	☐2	☐1	☐0	
P3	课程学习(参加各类讲座,上老年大学等)	☐4	☐3	☐2	☐1	☐0	
P4	棋牌活动(下棋、扑克、打麻将)	☐4	☐3	☐2	☐1	☐0	
P5	手工制作(雕刻、编织、刺绣等)	☐4	☐3	☐2	☐1	☐0	
P6	书法、绘画、摄影	☐4	☐3	☐2	☐1	☐0	
P7	文艺活动(演奏乐器、表演戏曲、唱歌等)	☐4	☐3	☐2	☐1	☐0	
P8	看电视、听广播	☐4	☐3	☐2	☐1	☐0	
P9	使用电脑和手机(如浏览网页、微信聊天等)	☐4	☐3	☐2	☐1	☐0	
P10	益智类活动(填字游戏、单人纸牌、魔方等)	☐4	☐3	☐2	☐1	☐0	
P11	有氧耐力运动(步行、慢跑、骑车和游泳等)	☐4	☐3	☐2	☐1	☐0	
P12	肌肉耐力和运动(哑铃、沙袋和拉力器等)	☐4	☐3	☐2	☐1	☐0	
P13	灵活性运动(广播操、韵律操、舞蹈等)	☐4	☐3	☐2	☐1	☐0	
P14	中国传统的武术及保健操(太极拳、剑等)	☐4	☐3	☐2	☐1	☐0	
P15	户外活动(爬山、滑雪、采摘、钓鱼等)	☐4	☐3	☐2	☐1	☐0	
P16	旅游	☐4	☐3	☐2	☐1	☐0	
P17	小组形式体育活动(足球、保龄球、毽球、网球、乒乓球等)	☐4	☐3	☐2	☐1	☐0	
P18	种植类活动(花、草、蔬菜、园艺等)	☐4	☐3	☐2	☐1	☐0	
P19	饲养宠物(养鱼、鸟、狗等)	☐4	☐3	☐2	☐1	☐0	
P20	拜访朋友或亲戚	☐4	☐3	☐2	☐1	☐0	
P21	参加聚会(宗教集会、公益团体组织活动等)	☐4	☐3	☐2	☐1	☐0	
P22	做家务	☐4	☐3	☐2	☐1	☐0	
P23	照看小孩	☐4	☐3	☐2	☐1	☐0	

第 二 部 分

指导语:接下来将询问您的一些生活习惯,请您根据实际情况回答。

S1 吸烟史:□ 1.有　□ 2.无　(如无转到 S2)

S1.1 持续:□□年　　　　　　　　　　　S1.2 平均:□□支 / 日

S1.3 是否已戒烟:□ 1.是　□ 2.否　　　　S1.4 戒烟:□□年

S2 饮酒史:□ 1.有　□ 2.无　(如无转到 S3)

S2.1 持续:□□年

S2.2 饮酒类型:□ 1.白酒　　□□两 / 次　□□次 / 周

　　　　　　　□ 2.葡萄酒　□□两 / 次　□□次 / 周

　　　　　　　□ 3.啤酒　　□□两 / 次　□□次 / 周

　　　　　　　□ 4.黄酒　　□□两 / 次　□□次 / 周

S2.3 是否戒酒:□ 1.是　□ 2.否　　　　　S2.4 戒酒:□□年

S3 饮茶史:□ 1.有　□ 2.无　(如无转到 S4)

S3.1 持续:□□年

S3.2 饮茶类型(可多选):

　　　□ 1.绿茶　□ 2.红茶　□ 3.乌龙茶　□ 4.其他(请注明):

S3.3 饮茶频率:□ 1.偶尔　□ 2.每周 1~3 次　□ 3.每周 4~6 次　□ 4.每日

S3.4 是否停止饮茶:□ 1.是　□ 2.否　　　　　S3.5 停止饮茶:□□年

S4 睡眠史

S4.1 青年时(18~44 岁)每晚平均睡:□□小时

S4.1.1 是否午睡:□ 1.是　□ 2.否

S4.1.2 午睡频率:□ 1.偶尔　□ 2.每周 1~3 天　□ 3.每周 4~6 天　□ 4.每日

S4.2 中年时(45~60 岁)每晚平均睡:□□小时

S4.2.1 是否午睡:□ 1.是　□ 2.否

S4.2.2 午睡频率:□ 1.偶尔　□ 2.每周 1~3 天　□ 3.每周 4~6 天　□ 4.每日

S4.3 老年时(60 岁以后)每晚平均睡:□□小时

S4.3.1 是否午睡:□ 1.是　□ 2.否

S4.3.2 午睡频率:□ 1.偶尔　□ 2.每周 1~3 天　□ 3.每周 4~6 天　□ 4.每日

第 三 部 分

指导语:接下来将询问您的饮食习惯,请您根据实际情况回答。

Y1 饮食习惯:□ 1. 素食为主 　□ 2. 荤食为主 　□ 3. 荤素搭配

Y1.1 是否食用鱼:□ 1. 是 　□ 2. 否 　　　　　　Y1.2 持续:□□年

Y1.3 食鱼种类:□ 1. 淡水鱼 　□ 2. 海鱼 　□ 3. 淡水鱼和海鱼

Y1.4 食鱼频率:□ 1. 偶尔 　□ 2. 每周 1~3 次 　□ 3. 每周 4~6 次 　□ 4. 每日

Y1.5 是否停止:□ 1. 是 　□ 2. 否 　　　　　　Y1.6 停止:□□年

指导语:请您根据自己的实际情况填写对以下食物的摄入频率,"是否吃"一栏用"1"或"2"作答,"进食次数"一栏请选择与您实际情况相符的进食频率,并填写进食次数(可精确到 0.5)。请注意,进食次数小于每个月 1 次的,记为"否"。

食物名称	是否吃	进食次数		
	1.是　2.否	次／天	次／周	次／月
D1 米食(如米饭)		D1.1	D1.2	D1.3
D2 面食(如馒头、面条)		D2.1	D2.2	D2.3
D3 粗粮(除大米和面粉外其他粮食,如玉米、燕麦、豆类等)		D3.1	D3.2	D3.3
D4 水果／果汁		D4.1	D4.2	D4.3
D5 橙／红色蔬菜(如南瓜、胡萝卜、红薯等)		D5.1	D5.2	D5.3
D6 绿色蔬菜		D6.1	D6.2	D6.3
D7 白肉(如鸡肉)		D7.1	D7.2	D7.3
D8 红肉(如猪肉、牛肉、羊肉)		D8.1	D8.2	D8.3
D9 豆腐		D9.1	D9.2	D9.3
D10 豆浆及其他豆制品		D10.1	D10.2	D10.3
D11 姜(作为蔬菜、调味品或姜汤)		D11.1	D11.2	D11.3
D12 腌制食品(各种咸菜、酱菜等)		D12.1	D12.2	D12.3
D13 干果(如核桃、花生等)		D13.1	D13.2	D13.3

五、施测

1. 提前准备好纸质版或电子版量表,纸质版量表配上笔。

2. 被试在理解题意的基础上,依次答题。

六、记分规则

记录每题的答案。

七、结果解释

略。

第四节｜BABRI 简易日常生活方式问卷

一、目的

快速评估日常生活习惯。

二、概述

人们在日常生活中会形成许多习惯或进行许多活动，BABRI 简易日常生活方式问卷（BABRI mini daily lifestyle questionnaire，BABRI-MDLQ）用于快速了解被试在最近 1 年参与各种活动的频率。

三、主要内容

本量表共 14 题，分 5 个子维度：脑力活动、体育活动、社交活动、饮食、不良习惯。

四、题目

具体题目如下：

指导语：

接下来，屏幕上将会出现一系列您在闲暇时间可能进行的活动，请根据您最近 1 年的自身情况，选择每种活动的参与频率。

如果您每天都进行该项活动，请选择"每天"。

如果您参与该项活动的频率"≥ 1 次 / 周"，但达不到"每天"的程度，请选择"每周 ≥ 1 次"。

如果您参与该项活动的频率"≥ 1 次 / 月"，但达不到"1 次 / 周"的程度，请选择"每月 ≥ 1 次"。

如果您参与该项活动的频率"≥ 1 次 / 年"，但达不到"1 次 / 月"的程度，请选择"每年 ≥ 1 次"。

A. 脑力活动

活动分类	参与活动	每天	每周 ≥1次	每月 ≥1次	每年 ≥1次	从不
A01	阅读(进行读书、看报等活动)	□ 4	□ 3	□ 2	□ 1	□ 0
A02	棋牌活动(和人下棋、打扑克、打麻将等)	□ 4	□ 3	□ 2	□ 1	□ 0
A03	使用电脑和手机(如上网、微信聊天等)	□ 4	□ 3	□ 2	□ 1	□ 0
A04	益智类活动(进行填字游戏、玩单人纸牌、转魔方等)	□ 4	□ 3	□ 2	□ 1	□ 0

B. 体育活动

活动分类	参与活动	每天	每周 ≥1次	每月 ≥1次	每年 ≥1次	从不
B01	中国传统的武术及保健操(练习太极拳、太极剑等中国传统武术项目)	□ 4	□ 3	□ 2	□ 1	□ 0
B02	户外活动(参与爬山、滑雪、采摘水果、垂钓等)	□ 4	□ 3	□ 2	□ 1	□ 0
B03	旅游	□ 4	□ 3	□ 2	□ 1	□ 0

C. 社交活动

活动分类	参与活动	每天	每周 ≥1次	每月 ≥1次	每年 ≥1次	从不
C01	小组形式体育活动(参与足球、保龄球、毽球、网球、乒乓球等需要和他人进行合作的运动)	□ 4	□ 3	□ 2	□ 1	□ 0
C02	拜访朋友或亲戚(与亲朋好友互相拜访,相约游玩等)	□ 4	□ 3	□ 2	□ 1	□ 0

D. 饮食

活动分类	饮食习惯	每天	每周 ≥2次	每周 1次	每周 <1次
D01	每周食用水果的次数	□ 3	□ 2	□ 1	□ 0
D02	每周食用干果的次数(食用核桃、杏仁等坚果的频率)	□ 3	□ 2	□ 1	□ 0

E. 不良习惯

活动分类	不良习惯	每天	每周 ≥2次	每周 1次	每周 <1次
E01	常常不能按时吃饭(您一日三餐有规律吗?)	□ 3	□ 2	□ 1	□ 0
E02	上床睡觉的时间常常在24:00以后(是否经常熬夜?)	□ 3	□ 2	□ 1	□ 0
E03	午睡的时间常常超过1个小时	□ 3	□ 2	□ 1	□ 0

五、施测

1. 提前准备好纸质版或电子版量表,纸质版量表配上笔。

2. 被试在理解题意的基础上,依次答题。

六、记分规则

记录每题的答案。

七、结果解释

略。

参 考 文 献

1. 韩学青,冯锋,陈建,等.伴或不伴有脑血管疾病的早、中期痴呆患者日常生活能力比较.中国临床康复,2005,9 (13): 18-19.

2. 张明园.痴呆的流行病学调查工具及其应用.上海精神医学,1995,7 (A01): 1-62.

3. 路桃影,李艳,夏萍,等.匹兹堡睡眠质量指数的信度及效度分析.重庆医学,2014,43 (3): 260-263.

第七章

临床常用中医证候测评工具

第一节 | BABRI 中医健康要素体征辨识量表

一、目的

评估体征和身体健康状况。

二、概述

BABRI 中医健康要素体征辨识量表（BABRI traditional Chinese medicine syndrome differentiation test，BABRI-TCMSDT）用于收集与脑健康相关的中医体征信息。体征是指医生在体检过程中，通过感观和客观检查发现的异常表现，这些异常表现对于疾病的诊断与治疗具有十分重要的意义。

三、主要内容

本量表包括主要症状和次要症状，其中次要症状涵盖多个维度的中医体征信息及症状变量。

四、题目

具体题目如下：

A	主要症状（辨病）	严重程度			
a.	认知下降	无	轻	中	重
b.	记忆减退	无	近事遗忘	远事遗忘	二者均有
B	次要症状（辨证）	严重程度			
1	走路艰难，动作缓慢	无	轻微	中等	严重
2	四肢痛，或骨质疏松	无	轻微	中等	严重
3	肌肉瘦削减少，或肌肉萎缩	无	轻微	中等	严重
4	皮肤粗糙，干燥，如鱼鳞状	无	轻微	中等	严重
5	头发干枯没有光泽，脱发	无	轻微	中等	严重
6	身体疲惫，精神萎靡	无	偶尔	有时	常常

续表

B	次要症状(辨证)	严重程度			
7	腰膝酸软,性欲减退	无	偶尔	有时	常常
8	倦怠乏力,喜卧(嗜睡)	无	偶尔	有时	常常
9	头重脚轻,走路不稳	无	偶尔	有时	常常
10	头晕目眩(天旋地转如同晕车)	无	偶尔	有时	常常
11	头部沉重,如同裹物	无	偶尔	有时	常常
12	生气后头目胀痛或头晕目眩	无	偶尔	有时	常常
13	耳聋耳鸣	无	偶尔	有时	常常
14	头晕耳鸣,耳鸣声音细小如同蝉鸣,或耳聋	无	偶尔	有时	常常
15	耳鸣,声音大如潮声,或如雷声	无	偶尔	有时	常常
16	心悸怔忡(心跳急剧,心慌不安)	无	偶尔	有时	常常
17	气短,疲惫,不愿多说话	无	偶尔	有时	常常
18	烦躁易怒,多言	无	偶尔	有时	常常
19	胆怯,且容易受到惊吓	无	偶尔	有时	常常
20	失眠多梦	无	偶尔	有时	常常
21	肢体麻木,或半身不遂	无	偶尔	有时	常常
22	手足麻木	无	偶尔	有时	常常
23	怕冷,手脚冰凉	无	偶尔	有时	常常
24	比常人更怕热	无	偶尔	有时	常常
25	身热,喜冷不喜热	无	偶尔	有时	常常
26	手足心发热	无	偶尔	有时	常常
27	多汗易感冒,且白天汗出多,运动后加剧	无	偶尔	有时	常常
28	潮热(忽然阵热),夜间出汗多,醒后即止	无	偶尔	有时	常常
29	眼睛干涩	无	偶尔	有时	常常
30	视物疲劳	无	偶尔	有时	常常
31	身体感到刺痛,或闷痛,且部位固定(胸、腹、皮下等)	无	偶尔	有时	常常

续表

B	次要症状(辨证)	严重程度			
32	胸闷心悸(或有冠心病史)	无	偶尔	有时	常常
33	胃口差,饮食减少,或食少腹胀	无	偶尔	有时	常常
34	胃口差,恶心	无	偶尔	有时	常常
35	胸闷,胃脘胀满不舒适	无	偶尔	有时	常常
36	咳喘咳痰,呕吐痰涎,或口中黏腻	无	偶尔	有时	常常
37	鼻鼾,喉中有痰鸣声	无	偶尔	有时	常常
38	口臭,或口苦	无	偶尔	有时	常常
39	口水多,或口涎外溢,或夜间流口水	无	偶尔	有时	常常
40	咽干口燥	无	偶尔	有时	常常
41	口渴欲饮水,喜饮冷水	无	偶尔	有时	常常
42	不易口渴,或饮水喜热饮	无	偶尔	有时	常常
43	容易腹痛,且喜暖喜按	无	偶尔	有时	常常
44	晨起腹泻	无	偶尔	有时	常常
45	容易腹泻,或大便不成形	无	偶尔	有时	常常
46	大便干燥,不易排出	无	偶尔	有时	常常
47	夜尿频多,或小便失禁	无	偶尔	有时	常常
48	小便清长(色清量多)	无	偶尔	有时	常常
49	小便短赤	无	偶尔	有时	常常
50	双目晦暗,巩膜(白睛)呈青暗色	无	轻微	中等	严重
51	体胖臃肿	无	轻微	中等	严重
52	形体消瘦	无	轻微	中等	严重
53	牙齿大量松动脱落,牙龈萎缩	无 /0~2	轻微 /3~5	中等 /6~8	严重 />8
54	指甲或口唇蓝紫	无	轻微	中等	严重
55	口唇颜色紫暗(黑红),或青紫	无	轻微	中等	严重
56	口唇色淡、眼睑色淡、指甲苍白	无	轻微	中等	严重

面色:正常□ 红□ 仅两颧红赤□ 萎黄□ 苍白□ 青白无光□ 青黑或黯红□

舌色:淡红□ 淡白□ 红□ 紫黯□

舌苔:薄白□ 白□ 黄□ 干燥□ 水滑□ 苔少或无苔□ 厚腻□

舌其他:无□ 瘦□ 胖大□ 边有齿痕□ 瘀斑瘀点□ 舌体颤动□ 舌下静脉曲张□

续表

B	次要症状（辨证）	严重程度
57	面	"红"
58		"（仅）两颧红赤"
59		"萎黄"
60		"苍白"
61		"萎黄"或"苍白"
62		"青而无光"
63		"青黑或黯红"
64	舌	"淡白"且"水滑"
65		"淡白"且苔"白"
66		"胖大"且"厚腻"
67		"淡红"或"淡白"且"边有齿痕"
68		"瘦"且"淡红"或"淡白"
69		"红"且"黄"
70		"红"且"干燥"且"苔少或无苔"
71		"舌体颤动"
72		"紫黯"或"瘀点瘀斑"或"舌下静脉曲张"

五、施测

1. 提前准备好纸质版或电子版量表,纸质版量表配上笔。

2. 被试在理解题意的基础上,依次答题。

六、记分规则

略

七、结果解释

略。

第二节 │ BABRI 中医睡眠障碍量表

一、目的

评估睡眠质量和睡眠障碍。

二、概述

BABRI 中医睡眠障碍量表（BABRI TCM sleep quality test，BABRI-TCMSQT）用于检查睡眠质量和睡眠障碍。睡眠障碍是睡眠的质和量的异常，或是在睡眠时发生的某些临床症状，包括睡眠过少、睡眠过多、睡眠维持障碍、睡行症、夜惊等。它不仅是多种心理障碍、精神疾病及躯体疾病的重要症状之一，同时还是引起多种躯体疾病及心理障碍的重要因素，对机体免疫、情绪、认知等有较大影响。

三、主要内容

本量表共 11 题，若第 1 题和第 2 题中有回答"否"，则继续回答。

四、题目

具体题目如下：

A	睡眠情况	选项				
1	您的睡眠时间充足吗？	是			否	
2	醒来后是否感到已得到充分休息？	是			否	
3	您每天的总睡眠时间是多长？	<3 小时	3~5 小时	5~7 小时	7~8 小时	>8 小时
如果第 1 题和第 2 题中有回答"否"，继续问答						
		严重程度/频率				
4	整晚不能睡觉	无	有时	常常	严重	
5	晚上入睡困难	无	有时	常常	严重	
6	睡觉时容易惊醒	无	有时	常常	严重	
7	睡觉时多梦，且困在梦中醒不来	无	有时	常常	严重	
8	睡觉时多梦易醒，醒后不能入睡	无	有时	常常	严重	
9	睡醒很早，醒后不能再次入睡	无	有时	常常	严重	
10	嗜睡（白天睡意过多）	无	有时	常常	严重	
11	以上出现的症状持续了多久？	1 周	1 个月	3 个月及 3 个月以上		

五、施测

1. 提前准备好纸质版或电子版量表，纸质版量表配上笔。

2. 被试在理解题意的基础上,依次答题。

六、记分规则

略。

七、结果解释

略。

第三节｜中医五态人格测验

一、目的

评估人格,即一个人稳定的心理特征。

二、概述

中医五态人格测验(TCM five-pattern personality inventory,TCM-FPPI)源于中医理论,目的是了解人的人格特征与健康的关系。五态人之体质所含阴阳量有别,个性也就有差异,这是符合生理基础的。正常情况下,孤阴不生,独阳不长,所以正常人中不能有阴无阳或有阳无阴,但阴阳含量则可有多有少,且保持相对平衡与稳定。

三、主要内容

本量表共 103 题,共 5 个子维度:太阳、少阳、阴阳和平、少阴、太阴。

四、题目

具体题目如下:

题号	题目	选项	
1	凡是我认为正确的事情,我都要坚持	是□	否□
2	我对日常生活中感兴趣的事太多了	是□	否□
3	别人对我特别好时,我常疑心他们另有目的	是□	否□

续表

题号	题目	选项	
4	好像我周围的人都不怎么了解我	是□	否□
5	不管别人对我有什么看法,我都不在乎	是□	否□
6	我与周围的人都合得来	是□	否□
7	我说话做事,很有分寸	是□	否□
8	我遇事镇静,不容易激动	是□	否□
9	我时常感到悲观失望	是□	否□
10	我读报纸时,对我所关心的事情看得详细些,有的我只看标题	是□	否□
11	在排队的时候,有人插队,我就向他提意见,不惜与他争吵一番	是□	否□
12	我喜欢人多热闹的场合	是□	否□
13	我认为对任何人都不要太相信,比较安全	是□	否□
14	我喜欢独自一人	是□	否□
15	我自信心很强	是□	否□
16	我经常是愉快的,很少忧虑	是□	否□
17	我说话做事,不快不慢,从容不迫	是□	否□
18	我不爱流露我的情感	是□	否□
19	我优柔寡断,不能当机立断,所以把许多机会都丢掉了	是□	否□
20	有时我办事为达到目的,也找关系,但次数不多	是□	否□
21	我的朋友们说我是个急性子	是□	否□
22	我对任何事情都抱乐观态度,对困难并不忧心忡忡	是□	否□
23	我性情不急躁,也不疲沓	是□	否□
24	当我要发火的时候,我总尽力克制下来	是□	否□
25	我缺乏自信心	是□	否□
26	我认为毫不动摇地维护自己的观点是必要的	是□	否□
27	对不同种类的游戏和娱乐,我都喜欢	是□	否□
28	我认为对人不能过于热情	是□	否□
29	我不愿意同别人讲话,即使他先开口,我也只应付一下	是□	否□
30	有时我也说一两句谎话	是□	否□
31	我不轻率做决定,一旦做出决定后,也不轻易更改	是□	否□
32	我的爱好很广,但我并不长期坚持某一项目	是□	否□

续表

题号	题目	选项	
33	我处理问题,必定反复考虑其正反两方面	是□	否□
34	我的态度从容,举止安详	是□	否□
35	就是在人多热闹的场合,我也感到孤独,或者提不起兴趣	是□	否□
36	照我的意见做的事,即使失败了,我也并不追悔	是□	否□
37	在公共场所,我不怕陌生人,常跟生人交谈	是□	否□
38	我不愿针对别人的行为表示强烈的反对或同意	是□	否□
39	我不喜欢交际,总避开人多的地方	是□	否□
40	我认为一个人应具有不屈不挠的精神	是□	否□
41	我容易对一个事情做出决定	是□	否□
42	我很拘谨,我认为对事、对人都不能随随便便	是□	否□
43	我常感到自己什么都不行。	是□	否□
44	太忙时,我就有些急躁	是□	否□
45	我要做的事,不管遇到什么困难,也要争取完成	是□	否□
46	有人夸奖我时,我就感到洋洋得意	是□	否□
47	我不容易生气	是□	否□
48	我性情温和,不愿与人争吵,也不与人深交	是□	否□
49	我常担心会发生不幸事件	是□	否□
50	我爱打抱不平	是□	否□
51	我活泼热情,主动交朋友	是□	否□
52	我觉得做事要有耐心,急也无用	是□	否□
53	我常常多愁善感,忧虑重重	是□	否□
54	要说服我改变主意是不容易的	是□	否□
55	有人挑剔我工作中的毛病时,我就不积极了	是□	否□
56	我对我的朋友和同事并不都是一样喜欢,对有的人好些,对有的人则差些	是□	否□
57	我脚踏实地做事,但主动性不够	是□	否□
58	我的情绪时常波动	是□	否□
59	我总是昂首(头)挺胸	是□	否□
60	在沉闷的场合,我能给大家添些生气,使气氛活跃起来	是□	否□

题号	题目	选项	
61	我处理问题不偏不倚,所以很少出错	是□	否□
62	我的朋友们说我办事稳健谨慎	是□	否□
63	我没有什么爱好,兴趣很窄	是□	否□
64	有人挑剔我的工作时,我必定与他争论一番	是□	否□
65	我常争取机会到外地参观访问	是□	否□
66	我说话做事不求快,慢腾腾的,有条有理	是□	否□
67	我有时无缘无故地感到不安	是□	否□
68	压是压不服我的,口服都不容易,更不用说心服	是□	否□
69	我说话时常指手画脚	是□	否□
70	出风头的事,我不想干	是□	否□
71	我宁愿一人待在家里而不想出去访朋会友	是□	否□
72	我认为每人多少都有点私心,我自己也不例外	是□	否□
73	我想做的事,说干就干,恨不能立即做成	是□	否□
74	人少时我就感到寂寞	是□	否□
75	我常悠闲自得	是□	否□
76	我不容易改变观点,但我却不为此与人争辩	是□	否□
77	我容易疲倦,且无精打采	是□	否□
78	我不怕打击	是□	否□
79	我认为不需要谨小慎微,不要过于注意小节	是□	否□
80	我对人处事都比较有节制	是□	否□
81	我对什么事都无所谓	是□	否□
82	别人说我开朗随和	是□	否□
83	我从不冒险	是□	否□
84	人家说我对人冷淡,缺乏热情	是□	否□
85	我对人对事既热情又冷静	是□	否□
86	朋友们说我办事有魄力,敢顶撞	是□	否□
87	我不拘谨,往往有些粗心	是□	否□
88	我的举止言行都很稳重	是□	否□
89	我不想大有作为而得过且过	是□	否□

续表

题号	题目	选项	
90	我有时完不成当天的工作而拖到第二天	是□	否□
91	我处理事情快、果断,但不老练	是□	否□
92	我对人总是有礼貌而谦让	是□	否□
93	我宁愿依靠他人而不愿自立门户	是□	否□
94	我的态度往往是和悦而严肃	是□	否□
95	假如人们说我主观,我不以为然	是□	否□
96	我对事物的反应很快,从这件事一下就联系到别的事上了	是□	否□
97	我觉得察言观色而后行事,是必要的	是□	否□
98	我时常生闷气	是□	否□
99	无论是高兴或不高兴的事,我都坦然处之	是□	否□
100	我自信我的理想若能实现,就可以做出成绩	是□	否□
101	我喜欢说笑话和谈论有趣的事	是□	否□
102	我认为一个人一辈子很难一点违心的事都不做	是□	否□
103	我常沉思默想,有时想得脱离现实	是□	否□

五、施测

1. 提前准备好纸质版或电子版量表,纸质版量表配上笔。
2. 被试在理解题意的基础上,依次答题。

六、记分规则

每题得分

回答"是"记1分,回答"否"记0分。

原始分

本量表分为太阳、少阳、阴阳和平、少阴、太阴五种人格类型和掩饰部分。各部分单独计算原始分,即将各部分对应的题目得分相加。各部分包含的题目如下:

太阳(共20题):第1、5、11、15、21、26、31、36、40、45、50、54、59、64、68、73、78、86、95、100题。

少阳(共22题):第2、6、12、16、22、27、32、37、41、46、51、55、60、65、69、74、79、82、87、91、96、101题。

阴阳和平(共 10 题):第 7、17、23、33、47、61、75、85、94、99 题。

少阴(共 21 题):第 3、8、13、18、24、28、34、38、42、48、52、57、62、66、70、76、80、83、88、92、97 题。

太阴(共 22 题):第 4、9、14、19、25、29、35、39、43、49、53、58、63、67、71、77、81、84、89、93、98、103 题。

掩饰(共 8 题):第 10、20、30、44、56、72、90、102 题。

T 分

参考《五态性格测验表手册》,将原始分换算成 T 分,制作剖析图。

七、结果解释

若被试在掩饰分量表得分大于 5 分,认为其作答的诚实度不够,向被试反馈:"问卷结果表明您作答时掩饰了某些信息,故本结果仅供参考,可能不准确。"

比较太阳、少阳、阴阳和平、少阴、太阴 T 分,T 分越高,表示相应的人格倾向越明显。

1. 太阳 傲慢、主观、冲动、有野心、有魄力、任性而不顾是非、暴躁易怒、不怕打击、刚毅勇敢、有进取心、能坚持自己的观点、敢顶撞等。

2. 少阳 好社交、善交际、开朗、敏捷乐观、轻浮易变、机智、随和、漫不经心、喜欢谈笑、朋友多、喜娱乐活动、做事不易坚持等。

3. 阴阳和平 态度从容、尊严而又谦谨、有品而不乱、不剧有喜怒、喜怒不形于色、居处安静、不受物惑、无私无畏、不患得患失、不沾沾自喜、能顺应事物发展规律等,是一种有高度平衡能力的性格。

4. 少阴 冷淡沉静、心有深思而不外露、善辨是非、能自制、警惕性高、有嫉妒心、柔弱、做事有计划、不乱说、不轻举妄动、谨慎、细心、稳健、有持久能力、耐受性好等。

5. 太阴 外貌谦虚、内怀疑虑、考虑多、悲观失望、胆小、阴柔寡断、与人保持一定距离、内省孤独、不愿接触人、不喜欢兴奋的事、不合时尚、保守、自私、先看他人之成败而定自己的动向、不肯带头行事等。

参 考 文 献

1. 薛崇成,杨秋莉.五态性格测验表手册.北京:中国中医研究院针灸研究所,1988.

附录1

脑健康体检与康复训练管理平台

一、BABRI 脑健康体检平台

该平台以北京老年脑健康促进计划建立的大样本、多维度、纵向追踪认知心理评估数据库为基础，采用自主研发的智能化技术和便携式的应用载体，是实现痴呆、认知障碍、抑郁、焦虑、睡眠障碍等神经精神疾病早期预警和防控的一体化平台。平台包含记忆门诊、痴呆风险筛查等标准化测评模块，涵盖40余种常用的临床神经心理测评量表及认知测评任务，筛查流程简便标准，数据存储自动高效，后台管理功能完备。平台可提供科学详尽的脑健康评估报告，包含客观量化的测评结果、系统全面的指标解读，以及个性化的脑健康指导方案。截至2020年1月，该平台累计为全国200多家临床及科研机构提供了脑健康体检服务。

二、脑健康康复训练管理平台

该平台可协助临床医务工作者、康复治疗师、养老服务业人员、科研人员等专业人士为痴呆风险人群、认知下降中老年人群以及心理健康失调人群提供脑功能综合康复和情绪舒缓训练服务。平台可根据训练者的脑健康状态，围绕记忆力、注意力、执行功能、言语能力、加工速度、感知觉、逻辑思维、情绪调适、压力舒缓等多个领域，为训练者定制针对性的脑健康训练方案，并提供"爱脑知识、科学养生、冥想放松、运动康养、动手练脑"等丰富的脑健康指导课程。通过脑健康康复训练管理平台可动态追踪训练者的训练进度和康复水平，并进行训练数据的管理和分析。

附录 2

BABRI 脑健康体检平台测评系统辅助功能

BABRI 脑健康体检平台拥有成套的测评量表和完善的测评系统辅助功能,以多模态、多维度的认知评估数据为基础,准确定位患者各项认知功能,从而辅助医疗诊断,有效筛查轻度认知障碍及痴呆。在使用平台进行脑健康测评前,测评人员需要接受岗前培训,掌握脑健康评估与管理的基本专业知识,熟悉脑健康体检平台的内容及实施流程,具备向服务对象讲解体检系统的表达技能,能够熟练指导老年人使用体检系统,为老年人提供专业规范的测评辅助。

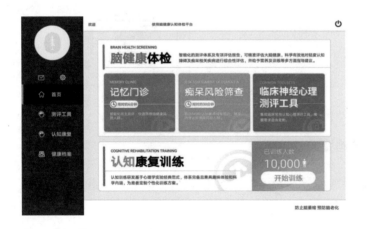

一、测评内容

BABRI 脑健康体检平台的测评内容分为四个板块:神经认知、精神情绪、生活功能及中医证候。每个板块下含有不同的测评量表,测评内容以及测评时长也各有不同。

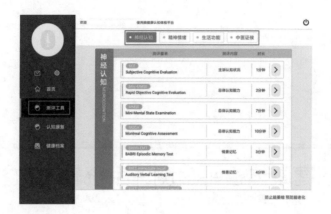

二、具体实施流程

　　测评人员要了解所测评内容,熟练掌握基于专业平板电脑的移动端测评流程。根据测评内容的不同,每个测评操作的要点与难点都不同,测评人员要规范使用脑健康平台,协助体检者使用该平台。

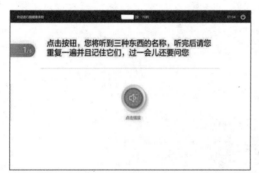 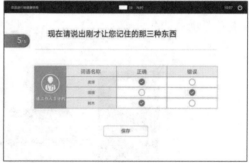

三、健康档案

　　BABRI 脑健康体检平台可以查看体检者健康档案、下载体检报告、编辑体检者个人信息及病史信息等。

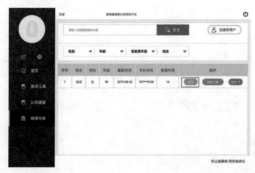 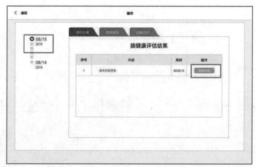

四、设置功能

点击设置按钮,用户可以根据自身需求进行个性化的设置。其中的功能包括:修改密码、编辑邮箱、查看常见问题、问题反馈、检查最新版本、查看离线数据、查看"关于我们"、退出登录。

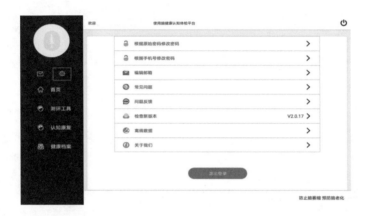

BABRI 脑健康体检平台通过智能化的测评体系及专项评估报告,精准地评估大脑健康,科学有效地对轻度认知障碍及痴呆和其他相关疾病进行综合性评估,给予老年人营养、认知训练等多方面的建议。